VEGAN

Wissen, das die Industrie verheimlicht

© *Ramon Amirinia*

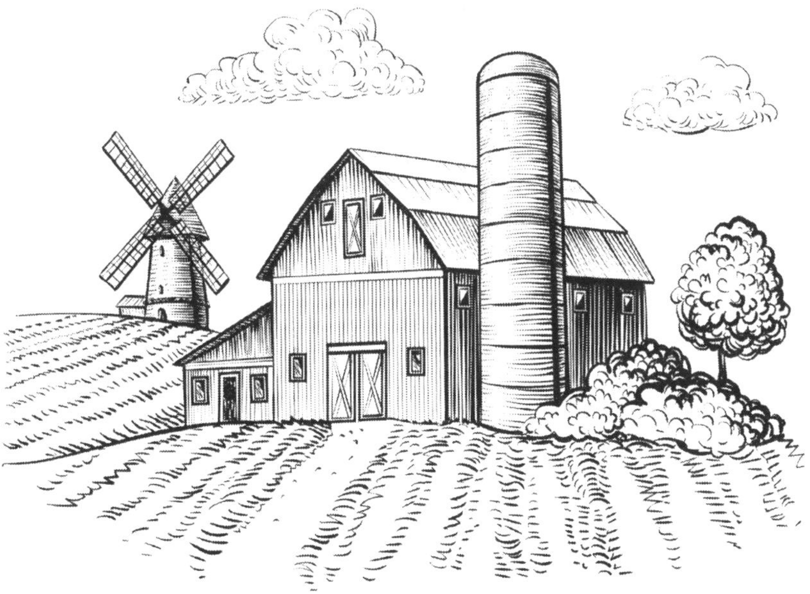

Inhaltsverzeichnis

Vorwort

Liebe Leserinnen und Leser,

zunächst möchte ich mich recht herzlich bei Ihnen bedanken, dass Sie mein Buch erworben haben. Damit Sie meine Beweggründe besser nachvollziehen können, stelle ich mich kurz vor:

Mein Name ist Ramon Amirinia und ich lebe seit nunmehr 7 Jahren vegan.
Zuvor bin ich allerdings bereits Vegetarier gewesen. Ausschlaggebend war für mich ein ergreifendes Ereignis in meiner Jugend.

Aufgewachsen bin ich in einer Stadt mit ca. 60.000 Einwohnern, jedoch verspürte ich seit jeher eine starke Verbundenheit zur Natur.
Bei all der Hektik und dem fast schon melancholischen Grau liebe ich es, mir eine kleine Auszeit bei einem Spaziergang im Wald zu nehmen.

Es war ein wunderschöner, sonniger Frühlingstag. Die ersten Blumen verbreiteten ihren wohlriechenden Duft, woraufhin ich mal wieder meiner Wege ging. Am Waldrand angekommen traf ich auf eine Kuhweide, wobei es mir ein Tier besonders angetan hatte.
Nach kurzem Halt kam Sie auch schon sehr interessiert auf mich zu. So nah, dass ich den warmen Atem auf meiner Hand spürte. Sie schaute mich direkt an. Ihre großen, runden Augen sahen so Ausdrucksstark aus, wie die eines Kindes.
Man konnte die Anwesenheit, sowie die Ausstrahlung des Tieres richtig spüren.
Diese Begegnung hat mich seither nicht mehr losgelassen.
Selbstverständlich war mir bewusst, dass jedes Lebewesen Emotionen verspürt.
Das Gefühl, es zu spüren und wirklich zu verinnerlichen, war jedoch bei weitem etwas anderes.

Von diesem Tage an habe ich aufgehört Fleisch zu essen. Veganer habe ich bis dato als völlig übertrieben und unlogisch angesehen.
“Ein Huhn legt Eier, ob ich es esse oder nicht spielt keine Rolle”, so meine damalige Ansicht. Zu

diesem Zeitpunkt war mir noch nicht bewusst, welches Leid für Tier, aber insbesondere auch für die Gesundheit des Menschen damit einhergehen.

Die folgenden Seiten werden Ihnen aufzeigen, wie die Industrie uns durch Manipulation und absichtlich falschen Informationen zum Kauf ihrer Produkte bewegt. Hierfür werden gesundheitliche Schäden billigend in Kauf genommen, Tierleid inklusive.
Ich habe mich gezielt gegen den Einsatz von Bildern entschieden, da das verheimlichte Wissen selbst bereits die Grenze des Zumutbaren überschreitet. Falls Ihrerseits dennoch ein Interesse bestehen sollte, so verlinke ich Ihnen am Ende des Buches entsprechende Dokumentationen.
Es sei jedoch davor gewarnt, dass zum Teil sehr verstörende Szenen gezeigt werden!

Fernab dessen war ich bestrebt, den Text nicht von Gefühlen leiten zu lassen, sondern mich lediglich auf Fakten zu konzentrieren.
Diese werden zur Verständlichkeit zum Teil durch Vergleiche dargestellt.

Ich wünsche Ihnen nun viel Spaß beim Lesen.

MILCH

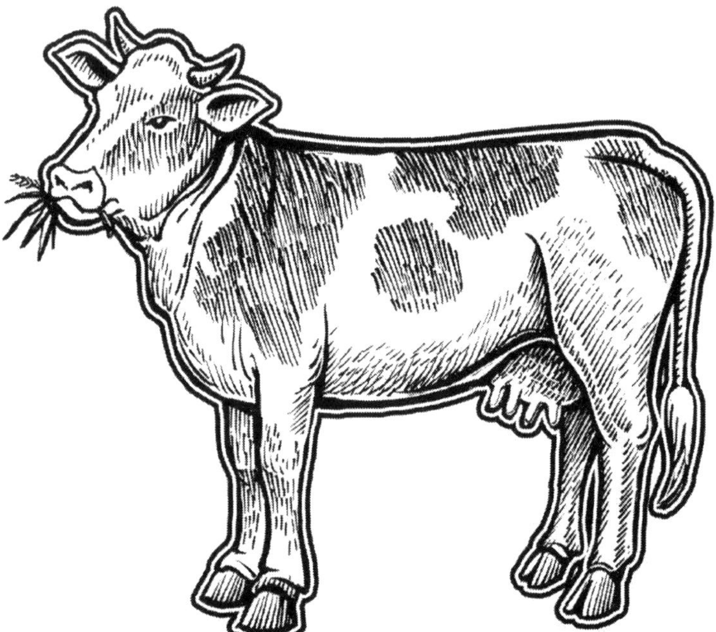

1. Milch – das Leiden der Mütter

Dieser Titel mag etwas kontrovers klingen, ist aber keinesfalls nur der Aufmerksamkeit wegen gewählt. Beginnen wir jedoch ganz von vorne.

Den meisten Menschen dürfte Milch von Kindesalter an als "gesunde, natürliche" Quelle von Kalzium bekannt sein.
Allzu natürlich ist das Ganze jedoch bei weitem nicht, da die Kuh ohne Zutun keinerlei Milch produzieren würde.
Im Prinzip unterscheidet sich nichts im Vergleich zu anderen Säugetieren, wie auch dem Menschen.
Die Kuh wird befruchtet und produziert infolgedessen Milch für einen begrenzten Zeitraum, um ihr Junges großzuziehen.
Betrachtet man das Ganze nun nüchtern aus rein wirtschaftlicher Sicht, so stehen hier zweierlei Faktoren im Wege:

Problem Nummer 1:

Die Kuh liefert nicht kontinuierlich die gewünschte Milch, muss jedoch das ganze Jahr über mit Nahrung und Wasser versorgt werden.
Durch das Misten fällt zusätzliche Arbeit an, sowie eine Erhöhung des Verbrauches an Stroh.
Fortlaufende Kosten, denen keine stetige Einnahme entgegensteht.

Problem Nummer 2:

Nachdem die Kuh geworfen hat, wäre da noch das Kalb. Dieses würde, so von der Natur vorgesehen, die Milch in regelmäßigen Abständen trinken.
Hierdurch wird jedoch der größte Teil des Produktes Milch „verschwendet".

Wir Menschen wünschen alles in ständiger Verfügbarkeit.
Am besten so günstig wie möglich.
Durch die bereits genannte Problematik würde die Milch schätzungsweise 9,00 € pro Packung kosten.

Auch könnte sie auf keinen Fall in der Menge zur Verfügung stehen, wie wir es vermeintlich glauben zu benötigen.
Man bedenke nur einmal, in wie vielen Produkten Milch verwendet wird, bei denen es nicht auf den ersten Blick ersichtlich ist. Wie aber umgeht die Industrie dieses Problem?

Die Realität sieht wie folgt aus:

Die Kuh wird künstlich befruchtet und fängt kurz vor der Geburt an Milch für ihr Junges zu produzieren.
Nachdem sie geworfen hat, wird der Mutterkuh bereits nach 12 Stunden das Kalb entrissen. Verständlicherweise hört man hierbei beide Tiere vor Verzweiflung schreien. Von der Natur ist es bei jedem Lebewesen so vorgesehen, dass bereits während der Schwangerschaft eine enorme Mutter - Kind - Bindung entsteht.
Man stelle sich dieses Prozedere mal in einer menschlichen Geburtsklinik vor:

Nach der schmerzvollen, langen Entbindung wünscht die neu gewordene Mutter sich nichts sehnlicher, als ihr Neugeborenes im Arm zu halten.

Kurz darauf kommen fremde Menschen, die ihr Baby entreißen und die Mutter an das Bett festbinden. Außer vor Entsetzen zu schreien, was bleibt ihr anderes übrig? Nichts! Unvorstellbar, wie ihr Leben ohne das geliebte Kind weiter verlaufen soll.
Die Toilette? Der Lattenrost hat ja Spalten, dürfte ausreichend sein.
Die Brüste werden in regelmäßigen Intervallen von Arbeitern abgepumpt. Durch den ständigen reiz beginnen die Brustwarzen zu eitern, welches billigend in kauf genommen wird. Einfach nur krank und abartig!

Aber kommen wir nun wieder auf die Kuh zu sprechen.

Das Kalb wird in einer separierten Aufzugsbox mit einem synthetischen Gemisch hochgezüchtet. Wobei das nicht auf alle zutrifft…
Hierbei wird nach Geschlechtern aussortiert – erwünscht sind lediglich weibliche Kälber, da diese die Produktionsmaschinen von morgen sind. Männliche hingegen wären „Verschwendung von

Ressourcen“, weil die Aufzucht bis zum schlachtreifen Tier sich finanziell nicht lohnt.
In Zeiten der Massentierhaltung ist ein Rind kaum etwas Wert und die Milchbauern kämpfen aufgrund der sinkenden Milchpreise ohnehin schon um ihr Überleben.
Im Alter von nicht einmal 6 Wochen werden die Kälber dann enthornt.
Hierfür wird meist ein glühender Brennstab genutzt, um die Hornanlagen komplett zu zerstören.
Die Hörner des Tieres sind von Nerven durchzogen und durchblutet, wodurch dieser Vorgang enorm schmerzhaft für die Kälber sein muss.
Laut Tierschutzgesetz herrscht hierfür keine Betäubungspflicht, wobei man sich schon fast makaber vorkommt in diesem barbarischen Zusammenhang überhaupt den Begriff „Tierschutz“ zu verwenden.
Seit geraumer Zeit wächst in Deutschland die Zucht hornloser Tiere.
Diese Artentfremdung missachtet jedoch, dass Hörner ein unabkömmliches Körperteil sind. Sie werden nicht nur für Machtkämpfe, sondern vor allem zur Körperpflege und Wärmeregulierung benötigt.

LÜGE !!

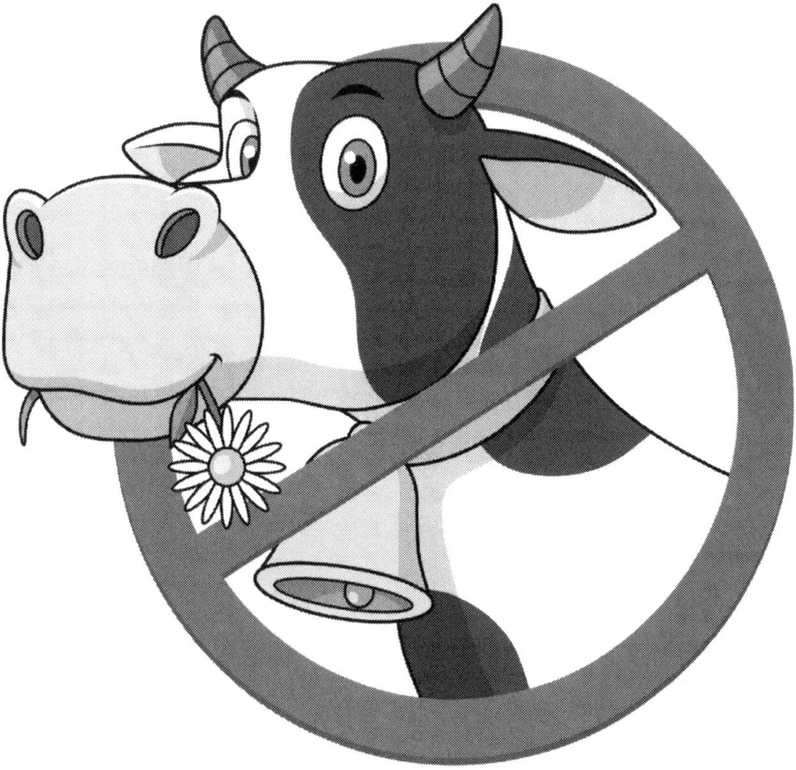

Nach der Geburt produziert die Kuh für ca. 270 Tage Milch. Diesen Zeitraum nennt man Laktationsphase. Während dieser Phase wird täglich mehrmals gemolken.
Wird dem Körper des Tieres vorgetäuscht, das Kalb benötige weitere Milch zum Überleben, so wendet sie noch mehr Energie für die Milchproduktion auf.
Durch die jahrelange Überzüchtung wurde die Produktionsrate im Allgemeinen enorm gesteigert. Wurden 1950 von einer Kuh etwa 3.785 Liter pro Jahr gemolken, so waren es im Jahre 2008 ca. 7.879 Liter.
Das entspricht mehr als einer Verdoppelung der Milchleistung!
Dies hat zur Folge, dass die empfindlichen Zitzen der Kuh überstrapaziert sind und anfangen zu eitern. Dieser Eiter gelangt auch in das Endprodukt. Es ist vom Gesetzgeber abgesegnet, dass ein Anteil von bis zu 5 % Eiter völlig legitim und normal bzw. nicht zu vermeiden ist. Nach der Laktationsphase wird kein Erholungszeitraum gewährt, da bekanntlich Zeit Geld ist.
Es wird direkt eine erneute Befruchtung vollzogen und das ganze Prozedere beginnt von neuem. Nach

5 – 6 Jahren ist die Kuh jedoch so ausgelaugt, dass ihr Körper das nicht mehr mitmacht.
Dies ist der Zeitpunkt, an dem das Schicksal der Kuh vollends besiegelt ist und sie zum Schlachter gebracht wird. In freier Wildbahn können Kühe bis zu 15 Jahre alt werden.

Als ich zum ersten Mal erfuhr, mit welchem Leid die gesamte Produktion zu tun hat und wie enorm ekelhaft das mit dem Eiter ist, verging mir schnell die Lust an Milch.

EIER

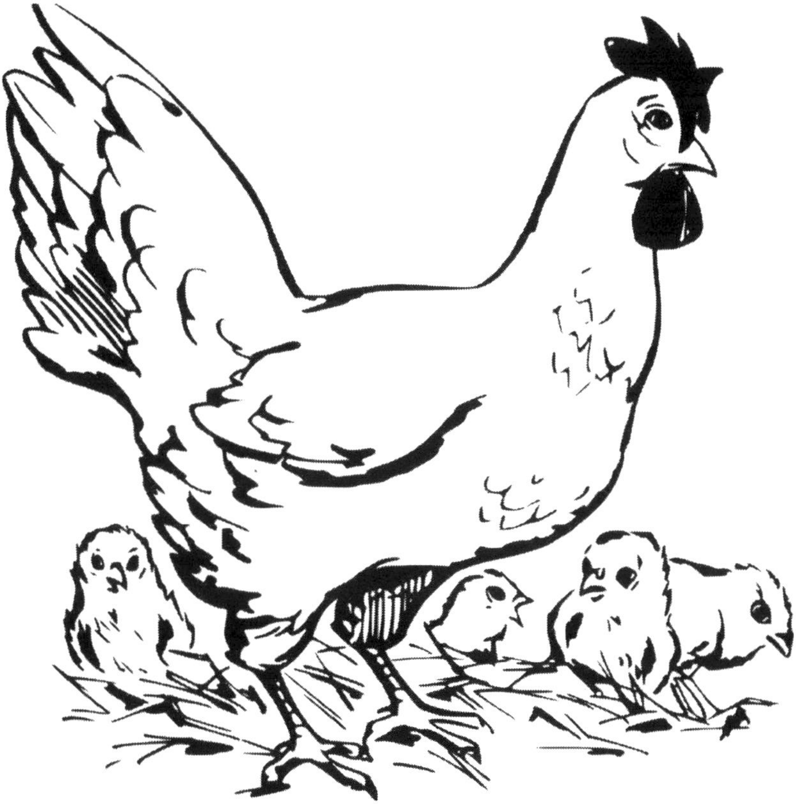

2. Eier – die Periode des Huhns

Ein typisches Frühstück besteht in Deutschland, sowie in vielen weiteren Teilen der Welt, aus gebratenem Speck und 2 – 3 Spiegeleiern.
Das Ei wird schon seit Jahrhunderten als wahres Kraftnahrungsmittel bei Sportlern, wie auch dem Otto Normalverbraucher angesehen. Das entspricht zu einem großen Teil der Wahrheit, hat also durchaus seine Daseinsberechtigung; immerhin besitzt das volle Ei fast alle Nährstoffe, die der Mensch zum Überleben benötigt.
Aufgrund der biologischen Wertigkeit ist es das hochwertigste Eiweiß, welches in der Natur vorkommt. Bis hierhin hört es sich nach einem erstklassigen Produkt an. Das Problem liegt mal wieder im System selbst.

Der durchschnittliche Eierverbrauch in Deutschland liegt bei 212 Eiern pro Jahr und Kopf,

was in etwa einem Gesamtverbrauch von 17,34 Milliarden entspricht.
Hühner legen Eier, das liegt in deren Natur. Es handelt sich hierbei um die Periode des Tieres – eine regelmäßige Ausscheidung, welche bei Befruchtung neues Leben hervorbringt. Aus dieser Sicht nicht gerade der köstlichste Brotbelag. Wildhühner legen im Normalfall ca. 30 Eier pro Jahr. Für die Industrie wurden über die Jahrzehnte spezielle Hybriden gezüchtet, die auf eine Legeleistung von bis zu 330 Eiern pro Jahr kommen. Das ist mehr als das zehnfache!
Dieser viel zu übertriebene Eingriff in die Natur bleibt selbstverständlich nicht ohne Folgen; zum einen wird die Kloake durch die Überproduktion so sehr strapaziert, dass diese sich entzündet und beginnt zu eitern. Abgesehen von den Bakterien muss dies ein enormer Schmerz bei jedem weiteren Ei darstellen.

Die häufigste Art der Haltung ist die sogenannte Bodenhaltung.
Hierbei werden die Hennen in riesigen Hallen bei einer Größenordnung von bis zu 6.000 Tieren gehalten. Vorschrift ist ein Platzangebot von 1 Quadratmeter für 9 Hennen. Heruntergerechnet

entspricht das in etwa 1.111 Quadratzentimeter pro Tier.
Ja, hierbei handelt es sich um keinen Tippfehler – 1.111 QuadratZENTIMETER!
Die begehbare Fläche ist nur zu einem Drittel mit Streu versehen, um die Kosten, sowie den Aufwand auf ein Minimum zu beschränken. Der restliche Boden besteht meist aus Holz- oder Plastikgittern. Die Füße der Hennen sind nicht für solch eine Art der Belastung geschaffen, wodurch oftmals schwere Verletzungen entstehen. Oberhalb des Bodens befinden sich Sitzstangen, Nester, Trink- und Fressvorrichtungen. Durch den Ausbau des Platzes nach oben hinweg können noch mehr Hennen gehalten werden.
Dieser systematische Ausbau ist jedoch sehr umstritten, da im Allgemeinen bekannt ist, dass sich eine hohe Besatzungsdichte negativ auf die natürlichen Verhaltensweisen der Tiere auswirkt. Im Prinzip sagt einem das aber auch der gesunde Menschenverstand.
Ich erinnere mich noch sehr gut an meine letzte Zugfahrt: unzählige Menschen standen so dicht beieinander, dass selbst die Türen erst beim 3. Versuch schließen konnten.

An und für sich dauert die Fahrt lediglich 20 Minuten. Durch das ständige Husten, viel zu dichtes aufdrängen und dem “lieblichen” Duft meines Nebenmannes war ich bereits nach dieser kurzen Zeit enorm genervt. Allgemein machte sich innere Unruhe bemerkbar.

Das Leben der Hühner beginnt bereits mit dem ersten Atemzug unter diesen katastrophalen Zuständen. Im Zusammenhang mit den fehlenden Beschäftigungsmöglichkeiten führt dies nicht selten zu gegenseitigem Federpicken.
Des weiteren fokussiert der Körper all seine Kraft auf die Überproduktion an Eiern.
Verlust der Federn und ein abgezehrtes Immunsystem sind die Folgen. Hierdurch werden die Tiere anfälliger für Krankheiten.
Vielleicht haben Sie schon einmal einen roten Punkt beim Aufschlagen eines Eies entdeckt? Das ist eine Beimengung von Blut, welche meist durch innere Verletzungen in das Ei gelangen. Im Falle einer Infektion können die Hühner leicht daran verenden.
Tote Tiere bringen aber bekanntlich kein Geld ein, weshalb man zur Chemiekiste greift, Stichwort „Antibiotika“. Hierauf werden wir aber noch in

„Kapitel 4: Billigfleisch – multiresistente Keime, Antibiotika und Leid inklusive“ näher eingehen.

Es können jedoch nicht alle Eier Deutschlands gegessen werden, da auch die Legehennen von morgen irgendwoher kommen müssen.
Hierfür gibt es sogenannte Elterntierfarmen, die einzig und allein auf das Brüten der dort gelegten Eier spezialisiert sind.
Die Eier werden allerdings in einem Brutkasten ausgebrütet, da die Hennen aufgrund ihrer unnatürlichen Züchtung ihren eigenen Bruttrieb verloren haben.
Sind die Küken nach ca. 20 Tagen geschlüpft, so werden diese auf ein Fließband befördert und in Akkordarbeit nach Geschlechtern sortiert.
Den weiblichen wird ohne Betäubung mit einem heißen Laser der vordere Teil des Schnabels abgeschnitten. Warum? Man weiß ja bereits im Voraus, dass sie sich in der späteren Massenhaltung vor lauter Verzweiflung und der fehlenden Möglichkeit artgerecht zu leben so psychisch gestört sein werden, dass sie anfangen, sich gegenseitig zu picken.

Wie abartig kann man denn bitte sein, anstelle eines Lösungsansatzes für eine artgerechte Haltung eine Verstümmelung durchzuführen?
Man stelle sich das ganze nur mal aus Sicht des Kükens vor:

Anstatt nach dem Schlüpfen von seiner Mutter in Empfang genommen zu werden und die ersten Gehversuche zu unternehmen, erwacht man auf einem kalten, grauen Boden, welcher sich bewegt. Überall verzweifelte Ruflaute von tausenden, abertausenden anderen Küken und vermummte, weiße Gestalten, die einen kopfüber packen und paar Meter weiter auf den Boden werfen, um dich anschließend zu massakrieren. Aber denen geht es immer noch gut, zumindest wenn man sie mit den männlichen Küken vergleicht. Für diese endet die Reise schon direkt nach der Geschlechterbestimmung – erwünscht sind ausschließlich weibliche Küken!
Männliche werden entweder bei lebendigem Leibe geschreddert, oder durch Kohlenmonoxid qualvoll in kleinen Gaskammern erstickt.
Die zerschredderten Körper werden als Tierfutter für, ironischerweise, meist die Geflügelzucht verkauft, die vergasten an zoologische Gärten –

gefroren im 400er Pack. Es wurde hierfür ein spezielles Verfahren entwickelt, durch jenes man bereits im Ei feststellen könnte, welches Geschlecht ein Küken haben wird und entsprechend vorsorglich handeln.
Dieser Gesetzesentwurf wurde jedoch in zweiter Instanz wieder eingestellt.
Es wäre ja auch eine Zumutung, da der Mensch Höllenqualen erleiden müsste, wenn der Eierpreis um 5 Cent steigen würde.

GESUND-
HEIT

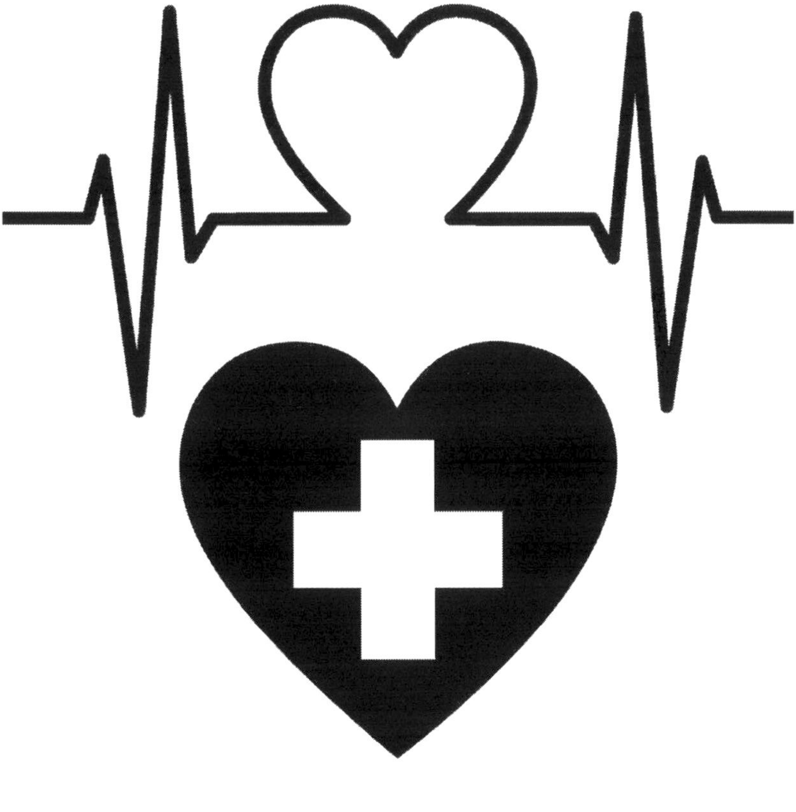

3. Gesundheitliche Vorteile einer veganen Ernährung

In der Regel wird sich nur damit befasst, welcher angebliche Mangel bei einer veganen Ernährung aufkommt und eher aus dem Bauch heraus argumentiert.
Befassen wir uns doch mal mit den wissenschaftlich belegbaren Fakten.
Eine vegane Ernährung beginnt an erster Stelle damit, sich bewusst und intensiv mit den Lebensmitteln auseinanderzusetzen, welche man sich täglich zuführt.
Selbstverständlich gibt es auch einige Mischkonsumenten, die sich längst damit befassen.
Der größte Teil der Menschen isst jedoch einfach das, was ihnen vom Elternhaus her vorgelebt wurde.
Als Veganer sind die Hauptnahrungsquellen Getreideprodukte, Obst, Gemüse, Nüsse und Hülsenfrüchte. Diese Lebensmittel sind im Vergleich zu tierischen meist kalorienarmer.

Aufgrund des hohen Ballaststoffanteils sättigen diese allerdings um ein Vielfaches mehr als Industriell verarbeitete Lebensmittel.
Einige Produkte, wie etwa Haferflocken, Hülsenfrüchte, Karotten, etc. besitzen sogar lösliche Ballaststoffe, die das Cholesterin binden und auf natürlichem Wege ausscheiden. Wobei Cholesterin für Veganer sowieso kein Thema mehr ist, da dieses ausschließlich in tierischen Produkten enthalten ist. Daher ist das Risiko einer Adipositas um ein Vielfaches geringer.
In der Regel sinkt der Blutdruck nach der Ernährungsumstellung, da Obst und Gemüse viel Kalium enthalten, welches das Blut verdünnt.
Durch den gleichzeitig niedrigen glykämischen Index wird der Blutzuckerspiegel konstant gehalten.

Beeren, wie auch viele (am besten rohe) Pflanzen sind reich an Antioxidantien, welche einen hohen Schutz für das Immunsystem darstellen.
Sie wehren freie Radikale ab, wodurch unter anderem der Alterungsprozess verlangsamt wird.
Des Weiteren schützen sie vor Herz – Kreislauf - Erkrankungen und Krebs.

Auch viele Verdauungsprobleme könnten der Vergangenheit angehören; Fleisch-, Milch- und Eierprodukte enthalten keinerlei Ballaststoffe. Diese sind aber enorm wichtig für einen intakten Verdauungstrakt.
Länder, in denen viel Fleisch konsumiert wird, haben aufgrund dessen häufig mit Verdauungsproblemen zu kämpfen, bis hin zur Verstopfung.
Personen, die oft unter Blähungen und Durchfall leiden, könnten mal versuchsweise zwei bis drei Tage zumindest auf Milchprodukte verzichten.
So würde sich schnell aufzeigen, ob eine eventuelle Laktoseintoleranz vorliegt.
Laktoseintoleranz wird oft wie eine Krankheit oder Fehlfunktion dargestellt.
Im Prinzip ist es jedoch schlichtweg die natürliche Reaktion des Körpers.
Ein neugeborenes Baby benötigt bis es ca. 1,5 Jahre ist Muttermilch.
Im Laufe dessen wird nach und nach auf feste Nahrung umgestellt, der Körper gewöhnt sich allmählich um. In diesen natürlichen Prozess greifen wir allerdings ein, indem wir die Muttermilch eines Tieres in unsere tägliche

Ernährung aufgenommen haben. Wer auch immer auf diese Idee gekommen ist...
Hierdurch wird das entsprechende Enzym, welches für die Spaltung von Milchzucker benötigt wird, auch weiterhin in unserem Körper aufrechterhalten. Bedenken Sie einmal, in welch kurzer Zeit aus einem kleinen Kalb eine Kuh wird.
Schnell wird klar sein, dass Milch nicht gerade zur schlanken Linie beiträgt, wie es einem die Werbung suggeriert.

Oftmals wird behauptet, tierisches Eiweiß könne besser vom menschlichen Körper aufgenommen werden als pflanzliches. Diese Aussage ist korrekt... aber eben zugleich auch falsch! An und für sich ist das Eiweiß von Fleisch dem Menschlichen sehr ähnlich, wodurch eine optimale Verwertung stattfindet.
Die Aufnahmefähigkeit der einzelnen Nahrungsmittel wird als „biologische Wertigkeit“ bezeichnet.
Pflanzlichen Eiweißen fehlen meist einzelne Aminosäuren, wodurch sie dem Körper „fremder“ sind und dementsprechend auch eine geringere biologische Wertigkeit besitzen. Nehmen wir als Beispiel die Kidneybohne.

Was die eine Pflanze nicht hergibt, ist durch eine andere leicht hinzuzufügen.
Wenn man die Kidneybohnen in Kombination mit Mais zu sich nimmt, so ergibt sich ein vollwertiges Eiweiß.
Zugegeben, es ist deutlich schwerer erst einmal alle Informationen für die Ergänzung zusammenzutragen. Bekannterweise ist aller Anfang schwer, jedoch automatisiert sich das Ganze mit der Zeit. Eigentlich ist es logisch, dass Pflanzeneiweiß hochwertig sein muss. Immerhin hat auch jedes Tier, sofern man die Nahrungskette weit genug zurückverfolgt, das Eiweiß ursprünglich aus Pflanzen bezogen.

Neben dem hochwertigen Eiweiß sind in Fleisch auch Purine enthalten, welche Bestandteile der DNA sind.
Beim Abbau von Purinen entsteht Harnsäure. Diese ist für den Körper enorm schädlich, weshalb eine schnellstmögliche Ausscheidung bestrebt wird. Hierfür werden alkalische Mineralien, jedoch hauptsächlich Kalzium, verwendet.
Das benötigte Kalzium wird den Knochen entzogen.

Durch ständige Wiederholung des Vorgangs können Gicht, Arthritis und etliche andere Krankheiten hervorgerufen werden.
Auf diesen Punkt werden wir in Kapitel 12 "Vegan ist unnatürlich?! Natürlich nicht!" noch spezifischer eingehen.

Wissenschaftler der Loma Linda University School of Public Health untersuchten daraufhin, inwieweit sich der Fleischverzicht auf die allgemeinen Blutwerte auswirkt. Gibt es auch Unterschiede zwischen einer vegetarischen und veganen Ernährungsweise?
Die Ergebnisse verblüfften selbst die Wissenschaftler! Bereits zahlreiche Studien weisen auf die gesundheitlichen Vorteile einer rein pflanzenbasierten Ernährung hin.
Die Wissenschaftler der Loma Linda University School of Public Health gingen jedoch noch einen Schritt weiter:

Sie verglichen nicht nur die Blutwerte der verschiedenen Probanden. Ebenfalls wurden Urinproben, sowie Gewebe auf die unterschiedlichen Auswirkungen untersucht. Folglich untersuchten sie jene Werte, welche mit einem geringeren Krankheitsrisiko in direkter Verbindung stehen.

Für die Studie, welche 2019 im Fachmagazin "The Journal of Nutrition" veröffentlicht wurde, sind insgesamt 840 Probanden untersucht worden. Unter den Teilnehmern waren die gängigsten Ernährungsformen vertreten, unter anderem:

- **Veganer** - keinerlei tierische Produkte

- **Ovo-Lakto-Vegetarier** - Milchprodukte, Eier und Honig werden verzehrt, jedoch keinerlei Fleisch oder Fisch

- **Pesco-Vegetarier** - verzicht auf Fleisch, jedoch werden alle anderen tierische Produkte verzehrt, inklusive Fisch

- **Semi-Vegetarier** - leben überwiegend vegetarisch, jedoch wird ab und an (in der Regel 2-3 mal monatlich) Fleisch verzehrt

- **Omnivore** - "Allesesser", welche mindestens einmal wöchentlich Fleisch konsumieren. Andere tierische Lebensmittel ebenfalls

Jede einzelne der drei Proben (je Teilnehmer) wurde genauestens auf die wichtigsten Faktoren untersucht; gesättigte und ungesättigte Fettsäuren, Carotinoide, Isoflavonoide und Vitamine.
Das Ergebnis:

Veganer haben die besten Blutwerte!

Bezüglich der Isoflavonoide und Carotinoide, welche als besonders vorbeugend gegen Krankheiten gelten, wiesen die Veganer die höchste Konzentration auf. Dicht gefolgt von den Vegetariern.
Ebenfalls war das Verhältnis von Omega - 3 zu Omega - 6 Mischkonsumenten weit voraus.
Gleichzeitig wies der Spiegel von gesättigten Fettsäuren die geringste Konzentration auf.
Verblüffend ist der Fakt, dass selbst ein gelegentlicher Fleischkonsum das Blutbild negativ beeinflusst.
„Wenn man weiß, dass eine pflanzenbasierte Ernährung die Blutwerte verbessern kann, dann

motiviert das die Menschen möglicherweise dazu, ihre Ernährung entsprechend umzustellen, um auf diese Weise gesünder zu werden und Krankheiten vorzubeugen“, sagt Studienleiterin Fayth Miles.

4. Billigfleisch - multiresistente Keime, Antibiotika und Leid inklusive

Die Fleischproduktion war bis vor 200 Jahren mit enorm viel Arbeit verbunden.
Ein Ackerfeld musste zur Verfügung gestellt werden, auf dem mehrere Bauern sich um ein paar wenige Tiere kümmerten.
Selbst die Schlachtung wurde direkt vor Ort mühselig per Hand vorgenommen.
Begriffe wie "artgerechtes Futter", oder "BIO" gab es zum damaligen Zeitpunkt nicht, da es eine Selbstverständlichkeit war. Ist es ja eigentlich immer noch, meiner Meinung nach...
Die fertigen Fleischprodukte wurden meist in der heimischen Fleischerei zum Verkauf angeboten.
Wobei nicht immer von der Sülze bis zum Braten alles zur ständigen Verfügung stand.

Diese vielen Arbeitsschritte im Verhältnis zu der doch eher spärlichen Ausbeute hatte dann natürlich einen entsprechenden Preis.
Während der damalige Durchschnittsbürger noch etwa 2,5 Stunden für 1 Kilogramm vom Rind arbeiten musste, sind es heute gerade einmal ca. 20 Minuten.
Wie ist es möglich, dass das Kilogramm nur noch in etwa 13 % vom damaligen Preis kostet, wodurch wir sogar die osteuropäische Konkurrenz unterbieten?
Immerhin liegt dort der durchschnittliche Monatsverdienst bei etwa 600 €.

Angefangen hat alles nach dem Zweiten Weltkrieg. Die Industrialisierung kehrte nun auch in die Tierzucht Deutschlands ein – der Beginn der Massentierhaltung.
Von nun an war es möglich, die Fütterung, Wasserversorgung und letztlich auch die Schlachtung völlig maschinell zu vollziehen.
Aus rein wirtschaftlicher Sicht bietet es den enormen Vorteil, dass nun ein einziger Arbeiter mehrere tausend Tiere versorgen kann.

Da die teuren Maschinen jedoch nicht der Witterung ausgesetzt werden können, wurde die gesamte Haltung nach innen verlegt.

Durch die freie Marktwirtschaft herrscht ein enormer Preiskampf. Ein Betrieb erhält gerade mal den mickrigen Basispreis von 1,23 € pro Kilogramm Schwein (stand 2010), weshalb auf engstem Raum so viele Tiere wie möglich gehalten werden.
Auf diese Weise entfällt auch die Aufsicht der Tiere.
Immerhin ist ein Ausreißen unmöglich und die Gefahr durch Raubtiere, wie etwa dem altbekannten Beispiel von Fuchs und Henne, ist somit passè.
Die Problematik bei dem Ganzen ist, dass Tiere eben keine Maschinen sind und gewisse Bedürfnisse haben. Schweine beispielsweise benötigen einen enormen Auslauf. In freier Natur leben sie in Gruppen von bis zu 30 Tieren zusammen mit ihren Jungen. Schweine verbringen die meiste Zeit mit der gemeinsamen Nahrungssuche, wühlen im weichen Boden und suhlen sich im Schlamm. In der Massentierhaltung ist hierfür kein Platz.

Ein Schwein teilt sich in der Regel eine Bucht mit 11 – 12 Artgenossen, welche im Schnitt etwa 9 Quadratmeter groß sind. Das entspricht der gesetzlichen Mindestanforderung von 0,75 Quadratmetern pro Schwein. Wobei das ein totaler Witz ist von staatlich gesichertem Tierschutz zu sprechen.
Sobald das Schwein ein Gewicht von 110 Kilogramm erreicht, stehen ihm sage und schreibe 0,25 Quadratmeter mehr zu, was dann in etwa der Größe von drei Kopfkissen insgesamt entspricht. Nicht einmal Tageslicht fällt auf das sonst so triste Dasein. Ein Tag – Nachtrhythmus wird lediglich durch Leuchtstoff- oder LED- Lampen simuliert. Die Tiere stehen auf harten Spaltenböden, damit die Fäkalien einfach herunterfallen können. Hierdurch steigt die Ammoniakbelastung in vielen Ställen zum Teil über das dreifache der unbedenklichen Grenze. Zum Glück können sich Tiere nicht beschweren, sonst müsste ja noch zusätzliches Personal zum Misten eingestellt werden.
Selbst ein Mensch mit Atemschutz hält diesen fürchterlichen Geruch nur begrenzt aus. Kaum vorzustellen, wie es einem Lebewesen ergehen

mag, dessen Schnauze gar sensibler als die eines Hundes ist…

Durch die Härte des Spaltenbodens entstehen oft Gelenkerkrankungen und offene Verletzungen der Haut.
Um etwas Druck von den schmerzenden Beinen zu nehmen, verharren die Schweine zum Teil im Hundesitz. Das ist jedoch gar nicht so einfach, da zu den bereits genannten Ursachen auch noch eine Überzüchtung hinzukommt: ihre Körperproportionen werden so hingehend verändert, wie es vom Markt gewünscht ist – hoher Schinkenanteil, wenig Rückenspeck und möglichst viel Magerspeckanteil.

All diese miserablen Haltungszustände sorgen dafür, dass das Immunsystem enorm geschwächt ist.
Aufgrund dessen wird bereits prophylaktisch Antibiotika eingesetzt.
Eigentlich wurde am 01.01.2006 der Einsatz von Antibiotika zur Leistungssteigerung EU – weit verboten. Theoretisch hätte der Verbrauch von Antibiotika also rückläufig sein müssen, jedoch ist dieser auf mysteriöse Weise sogar gestiegen – im

ersten Jahr nach Inkrafttreten des Gesetzes stieg der Verbrauch in Deutschland sogar um sieben Prozent. Der Trick hierbei ist, dass anstelle von leistungsförderndem Antibiotika nun „therapeutisches“ verwendet wird.
Diese sind zwar etwas schwächer, aber dann wird der bisherige Gebrauch von beispielsweise einer fünftägigen Verwendung auf 15 gestreckt. Die Folge ist natürlich nicht, dass sich nur gesunde Tiere im sterilen Stall befinden, sondern die aggressivsten Keime überleben, mutieren und bilden eine Antibiotikaresistenz. Viele dieser Keime sind auch durchaus auf den Menschen übertragbar.
Ein jeder dürfte sich noch an die regelrechte Epidemie der Schweine- und Vogelgrippe erinnern. Sie sind vom Menschen also geradezu herangezüchtet worden.
Mittlerweile ist der Gebrauch von Antibiotika zwar zurückgegangen, was jedoch keine gute Nachricht ist.
Damit einhergehend hat der Gebrauch von Reserveantibiotika in den Ställen etabliert. Reserveantibiotika sind eigentlich die Notfallmedizin für den Menschen, wenn in

besonders schweren Fällen gewöhnliche Antibiotika keine Wirkung mehr zeigen.

Es ist absolut nicht nachzuvollziehen, wie man allen ernstes das als Lösungsansatz ansehen kann? Die Vergangenheit mit multiresistenten Keimen hat doch bereits aufgezeigt, wohin dieser falsche Weg führt!
Laboruntersuchungen haben ergeben, dass sich Antibiotikarückstände auch in tierischen Produkten befinden, wodurch diese über die Nahrung regelmäßig zugeführt werden.
Von dieser Problematik sind sogar Veganer betroffen, da der Kot der Tiere bekanntermaßen als "natürlicher" Dünger verwendet wird. Bedeutet, dass selbst die Bio – Kartoffeln unter Umständen mit gefährlichen Keimen und Antibiotikarückständen behaftet sein können.
Selbst wenn einem das Wohl der Tiere egal ist, muss sich doch jeder vernünftig denkende Mensch dieser Gefahr bewusst sein?!

Die Politik verspricht diesbezüglich ständig den Gebrauch von Antibiotika eindämmen zu wollen, aber versprechen kann man ja bekanntlich vieles...

Es stimmt, dass die meisten Tiere die Massentierhaltung ohne Medikamente nicht überleben würden.
Das ist allerdings bei weitem keine Rechtfertigung für den Gebrauch, sondern viel mehr ein Beweis dafür, dass die Massentierhaltung einfach falsch ist!
Nichts als unnötiges Leid und Elend wird verursacht. Naja, abgesehen von der Geldbörse ein paar weniger…

Es gibt in Deutschland auch einige Bauernhöfe, die Ihre überschaubare Anzahl an Tieren auf artgerechte Weise halten und von der Geburt des Tieres, bis hin zur Schlachtung ohne jegliche Medikamente auskommen.
Es ist also keine frage der potenziellen Möglichkeit, sondern steht und fällt einzig und allein mit der Umsetzung und der Bereitschaft des Verbrauchers, einen vernünftigen Preis zahlen zu wollen.

100%

BIO*

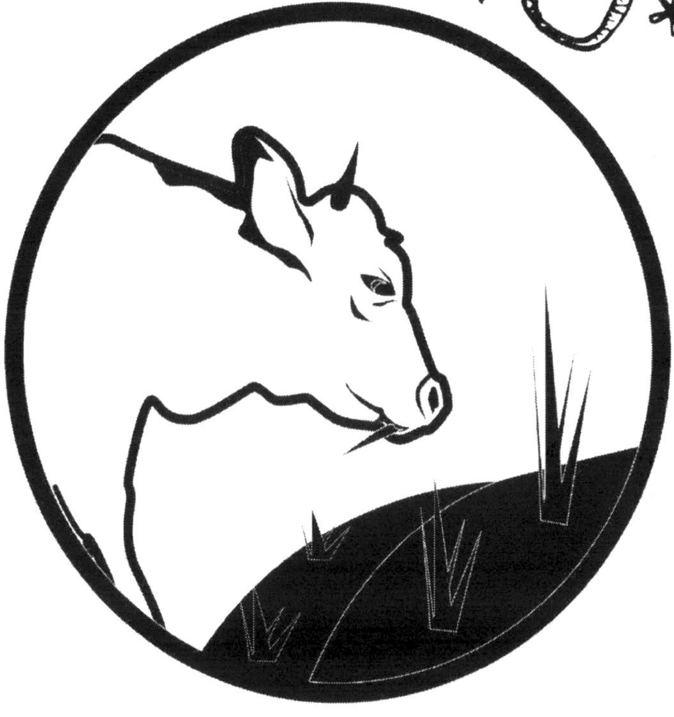

*oder auch nicht

5. Bio - Fleisch, is(s)t jetzt alles gut?

Aufgrund des Internets und viraler Videos sind heutzutage mehr Leute über die miserablen Zustände der Massentierhaltung aufgeklärt, als noch vor 20 Jahren.
Der Aufschrei in der Gesellschaft nimmt nach und nach zu.
Viele Menschen möchten allerdings nicht auf tierische Produkte verzichten, wodurch die Industrie sich einen neuen Trick hat einfallen lassen: die Bio- und Ökosiegel.
Diese täuschen den Eindruck von glücklich freilaufenden Tieren auf grünen Wiesen vor. Es erleichtert dem Verbraucher das Gewissen beim Konsum, wenn vermeintlich keine Degradierung zum "Nutztier" stattgefunden hat.
Trotz des deutlich höheren Preises entspricht die Haltung aber keineswegs einer artgerechten. Doch worin unterscheiden sich die Bio- Höfe von der konventionellen Aufzucht?

Man sollte bei dem Thema seine persönlichen (eingepflanzten) Gedanken außen vor lassen. Anstelle von Werbeversprechen verfolgen wir den Verlauf des Geldes.
Letzten Endes arbeiten (fast) alle Menschen nur des Geldes wegen, abgesehen von ein paar wenigen Ehrenämtern.
Auch der Biobauer muss Rechnungen bezahlen, steht unter ständigem Preisdruck und hat wirtschaftlich zu arbeiten. Es findet ebenfalls eine Massentierhaltung statt.
Zuchtsäue im Kastenstand, Hühner mit Entzündungen und kaum Federn, angebundene Kühe und weit und breit keine grüne Wiese. Laut EG - Ökorechtlinien gibt es jedoch auch ein paar Verbesserungen im Vergleich.
Einem "Öko" Kalb stehen, bis es ein Gewicht von 100 Kilogramm erreicht hat, 2,6 Quadratmeter zu. Zum "Glück" hat es diese für sich ganz alleine, denn auch hier wird das Kalb direkt nach der Geburt entzogen. Ferkeln stehen bis zu einem Gewicht von 50 Kilogramm 1,4 Quadratmeter zur Verfügung.
Zusammenfassend kann man sagen, dass die Hauptunterschiede darin liegen, dass den Tieren

etwas mehr Platz eingeräumt wird und ein Blick ins Freie gewährt ist. Es herrscht Frischluftzufuhr und Stroh steht zur Verfügung.

Prinzipiell finde ich das einen sehr guten Ansatz im Vergleich zur konventionellen Massentierhaltung.
Es entspricht jedoch nicht annähernd der vermeintlichen Realität, die uns durch die Marketingabteilung suggeriert wird.
Sicherlich gibt es in manchen ländlichen Gegenden auch vernünftige Freilandhaltung.
Diese Betriebe stellen jedoch nur einen Bruchteil dar und stehen in keinster Weise mit den großen Supermarktketten in Verbindung.
Laut Statistik stammen 98 % der tierischen Produkte aus der Massentierhaltung (stand 2018).

WURST

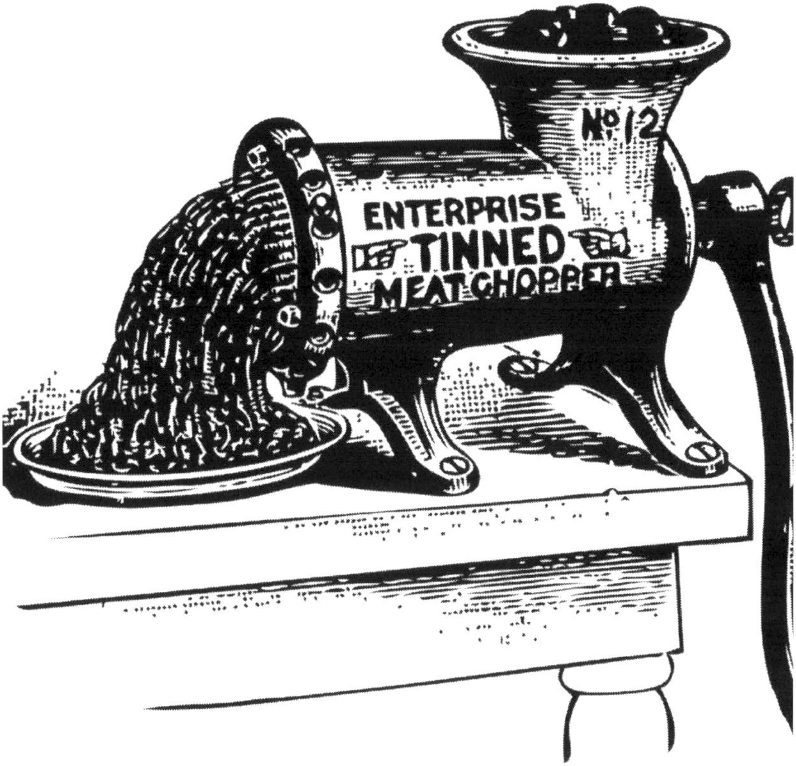

6. Gestreckte Wurst

Wer kennt nicht die Skandalberichte vom gestreckten Dönerfleisch?
In der Regel denkt man an einen Ausnahmefall von einer schmuddeligen Imbissbude.
„Zur Not esse ich halt keinen Döner mehr".
Ja, ganz so leicht ist das Problem leider nicht zu lösen. Es geht nicht nur um besagte Läden, sondern vielmehr um gezielten Massenbetrug im ganz normalen Einzelhandel.
Das Stichwort hierbei heißt „Separatorenfleisch".
Separatorenfleisch besteht aus einem Gemisch von zusammengewürfeltem Abfall dessen, dass bei der Herstellung von noch identifizierbaren Fleischprodukten keine Verwendung findet.
Beispielsweise werden Knochen aufgebrochen, damit sich die restlichen Fleischreste lösen.
Hinzu kommen Schweineohren, Ringelschwänze und Hühnerhaut, welche alle samt zerkleinert und mit Wasser vermengt werden. Damit das Gemisch überhaupt zusammenhält, wird dem Ganzen noch Phosphat beigemengt.

Die genaue Definition von Phosphat erspare ich Ihnen an dieser Stelle. Es sei nur soviel gesagt: es ist alles andere als gesundheitsfördernd und hat aufgrund des enormen Schadenpotenziales absolut nichts in Lebensmitteln zu suchen!

Die zusammengerührte Masse wird anschließend abgesiebt, um die Knochenstücke zu separieren. Allerdings gelangt hierbei auch die innere Masse der Knochen in das Endprodukt, da dieses ebenfalls flüssig ist. Nach diesem Vorgang gelangt die gesamte Masse in einen Gefrierschrank. Ab diesem Zeitpunkt liefert es, ähnlich wie Hackfleisch, einen sehr hohen Nährboden für Bakterien.
Von diesem Zeitpunkt an darf es ausschließlich gefroren weiterverarbeitet werden.
Da die einzelnen Rohstoffe um ein vielfaches günstiger als herkömmliche Fleischwaren sind, entsteht hier ein durchaus lukratives Geschäft.
So weit, so gut.

In Deutschland gibt es ein Gesetz, welches jeden Fleischwarenproduzenten dazu verpflichtet, den Gebrauch von Separatorenfleisch auf dem Endprodukt zu deklarieren. Merkwürdig.

In meinem ganzen Leben habe ich noch nicht eine einzige Wurstpackung mit diesem Hinweis gesehen. Und für meine Recherchen bin ich in so ziemlich jedem gängigen Supermarkt gewesen. Man könnte daraus schließen, dass alle Wurstproduzenten nur die beste Qualität verwenden, jedoch sprechen zwei Punkte dagegen:

Punkt Nr. 1:

wie können 200g Wurst z.T. zum Spottpreis von 0,99 € angeboten werden?

Punkt Nr. 2:

Deutschland produziert jährlich ca. 130.000 Tonnen Separatorenfleisch, wovon 60.000 Tonnen exportiert werden. Infolgedessen werden 70.000 Tonnen im Inland weiterverarbeitet.

Wie ist es möglich, dass solch enorme Mengen produziert werden, jedoch nicht eine einzige Packung dies auflistet?
Man muss davon ausgehen, dass dieses dem Verbraucher ohne sein Wissen untergejubelt wird.
Im Prinzip ist das auch sehr einfach - im Endprodukt selbst kann nicht einmal durch spezifische Laboruntersuchungen nachgewiesen werden, ob Separatorenfleisch verwendet wurde oder nicht.
Daher rate ich jedem Fleischkonsumenten, nur noch identifizierbare Produkte zu essen.

Metzgermeister haben nach diesem Verfahren einen Bierschinken produziert, um einen Vergleich zu einer "normalen" Wurst herzustellen.
Am Ende stellte sich heraus, dass sich der Produktionspreis für ein Kilogramm Bierschinken gerade einmal auf 0,39 € beläuft.
Sollte der Hersteller noch weitere Tricks anwenden, wie etwa die Beigabe von Milchpulver, so können sich die Produktionskosten sogar weiter reduzieren.
Immerhin ist Milchpulver auf dem Großmarkt noch günstiger als Separatorenfleisch. Ein weiterer

Vorteil, zumindest für den Produzenten, ist die Deklaration.
Durch den Einsatz von Milchpulver ist dieser berechtigt die Bezeichnung “mit Joghurt verfeinert” auf die Verpackung zu setzen.

ZUCHT-
SAU

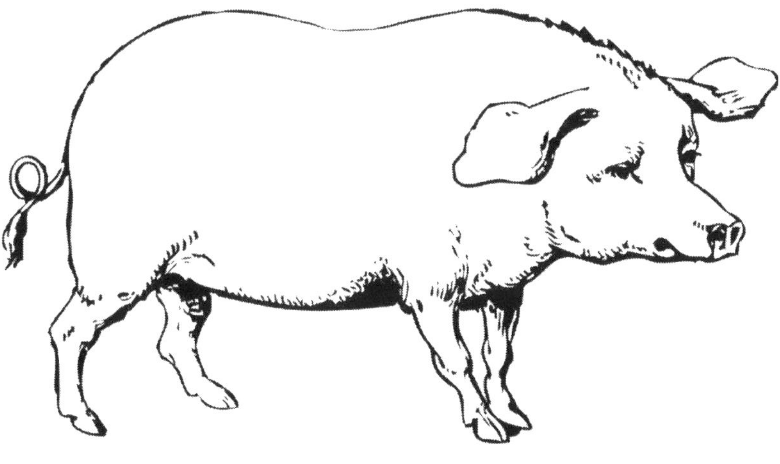

7. Schweinezucht - Komplettfixierung mit einem Hauch Chemie

In Deutschland werden nach aktuellen Kenntnissen etwa 1,9 Millionen Schweine zur Zucht gehalten. Hauptmerkmal wurde bei den Zuchtsauen auf eine Steigerung der Fortpflanzungsleistung gelegt – viele Zitzen und eine hohe Milchmenge.
Bei den Zuchtebern wird hauptsächlich auf die Fruchtbarkeit geachtet. Ein Schwein durchlebt in regelmäßigen Abständen drei Phasen der Haltung. Fernab des Hofes und der Haltungsbedingungen setzt sich die Reihenfolge stets aus Besamungszentrum, Gruppenhaltung und Abferkelstall zusammen.

7.1 Besamungszentrum:

Für die Besamung werden die Zuchtsauen in Kastenständen gehortet.

Heißt im Klartext, dass ein Schwein in einem metallenen Kasten so eng gehalten wird, dass nicht einmal ein Umdrehen möglich ist.
Man kann es sich in etwa so wie die Käfighaltung der Legehennen vorstellen, welche glücklicherweise abgeschafft wurde. Lediglich das Aufstehen und Liegen sind gerade noch möglich.
Der Platz ist hierbei so eng bemessen, dass viele dazu gezwungen sind, die Beine in die benachbarten Kästen zu strecken.
Das Oberverwaltungsgericht von Sachsen – Anhalt sprach im November 2016 hierzu aus, dass zumindest ein ungehindertes Ausstrecken im Liegen ermöglicht werden muss. Wie die Umsetzung in der Realität aussehen soll, ist jedoch noch unklar.

Die meisten Betriebe warten nicht den natürlichen Sexualzyklus der Tiere ab.
Es werden Sexualhormone eingesetzt, um selbst den Zeitpunkt der möglichen Befruchtung bestimmen zu können.
In der Regel kommt eine Zuchtsau auf mehr als zwei Trächtigkeiten pro Jahr.

Nach ca. 20 Tagen kann der Tierarzt dann per Ultraschall feststellen, ob eine Trächtigkeit stattgefunden hat oder nicht.
Bei Misserfolg wird der Vorgang wiederholt, bei erneutem Scheitern geht es allerdings direkt zum Schlachter.

7.2 Gruppenhaltung:

War die Besamung erfolgreich, so werden die Tiere in den Wartestall gebracht. Für diesen Zeitraum ist vom Gesetzgeber eine Gruppenhaltung vorgeschrieben.
Ob das bei einer Fläche von ca. 2,5 Quadratmetern pro Schwein wirklich eine gütige Verbesserung der Lebensqualität darstellt, bezweifle ich jedoch sehr.
Steht der Abferkeltermin unmittelbar bevor, so werden die Tiere wieder in Einzelhaltung gebracht.
Man glaubt es kaum, aber es gibt sogar eine noch miserablere Haltung als den Kastenstand, nämlich die Einzelabferkelbucht.

7.3 Abferkelstall:

Hier wird die Muttersau vollends komplett in einem Metallgestell fixiert, dem sogenannten Ferkelschutzkorb. Keine Aufrichtungsmöglichkeit, keine Bewegung, nichts. Sinn und Zweck hiervon ist, dass die Ferkel nicht von der Muttersau zerquetscht werden.
Das geschieht in der Natur aber ohnehin nur in den seltensten Fällen. Schweine sind entgegen der öffentlichen Meinung sehr reinliche Tiere.
Die Muttersau kann sich durch die komplette Fixierung zum Koten oder Harnen jedoch nicht entfernen, wodurch die Ferkel quasi direkt in die Exkremente hineingeboren werden.
Da die Geburten überwacht werden müssen, setzt die konventionelle Züchtung auf höchst umstrittene, wehen verstärkende, geburtsauslösende Mittel. Ziel ist es, eine planbare Massenabferkelung herbeizuführen.
Durch die Überzüchtung und dem ständigen Einsatz fragwürdiger Chemie kommen viele Ferkel

mit Missbildungen zur Welt. Einige überleben nicht einmal die ersten Stunden. Von der Industrie ist das allerdings bereits eingeplant, da der Wurf der Muttersau höher ist, als die Anzahl ihrer Zitzen.

Zur Not wird von Arbeitern ausgesucht, welche Ferkel die stärksten mit den besten Überlebenschancen sind und der Rest wird aussortiert.
Die Details hierfür erspare ich Ihnen an dieser Stelle, jedoch wird ein jeder eine grobe Vorstellung der Vorgehensweise haben. Normalerweise würden die Ferkel für drei bis vier Monate von der Mutter gesäugt. In der Ferkelproduktion werden diese jedoch nach spätestens 28 Tagen in den Aufzuchtstall gebracht.

Der Zuchtsau bleibt jedoch nicht lange Zeit zum Trauern, da bereits 5 Tage später die erneute Besamung stattfindet! Den männlichen Ferkeln werden ohne Betäubung die Hoden abgeschnitten. Testosteron in Zusammenhang mit ohnehin schon aggressiven, gestörten Tieren der Massenhaltung ist nur störend. Nach einer kurzzeitigen Aufzucht werden die Jungtiere an Mastbetriebe verkauft.

Weibliche Jungsauen werden großgezogen und nach 8 Monaten erwartet sie das gleiche Schicksal wie Ihre Mutter. Der junge Körper ist zu diesem Zeitpunkt noch nicht einmal komplett ausgewachsen.

FESTTAG

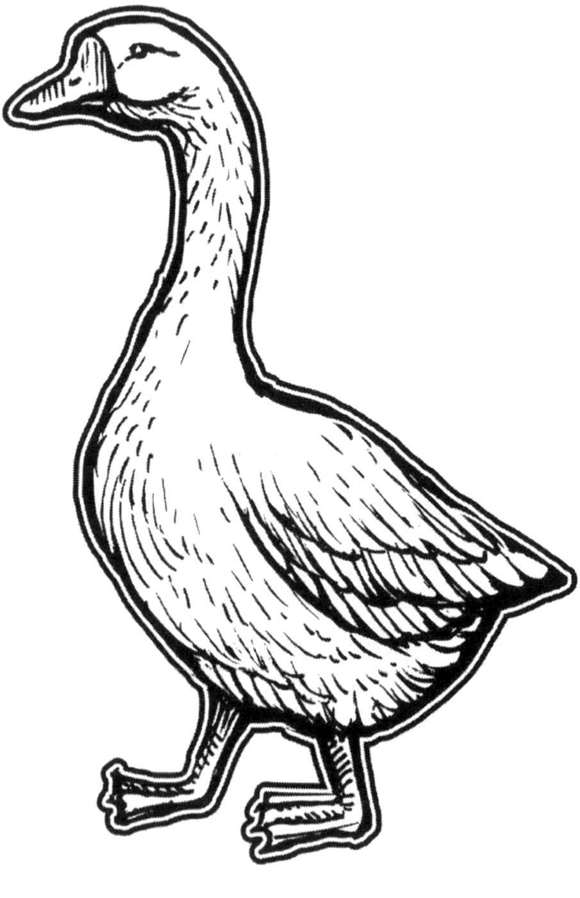

8. Gänsestopfleber - schrecklich schöne Weihnachten

Bei manchen „Trends“ kann ich absolut nicht nachvollziehen, wie sich solch eine Abartigkeit jemals etablieren konnte. Es ist mir allein schon ein Rätsel, wie jemand überhaupt auf die Idee von dieser Prozedur stößt? Immerhin verrät ja bereits der Name, worum es sich handelt. Daher müsste dieser Geschäftszweig meiner Meinung nach schon allein am Marketing scheitern.

Doch was genau ist die Gänsestopfleber?

Stopfleber im Allgemeinen ist eine erwünschte, krankhaft veränderte Fettleber.
Für die Zuchtfarmen sind, genau andersherum als bei der Eierproduktion, nur männliche Küken erwünscht.

Der spätere Erpel wird eine weitaus größere Leber ausgebildet haben, als es bei weiblichen Gänsen der Fall ist. Wie in der modernen Industrie unerwünschte Küken aussortiert werden, haben Sie als informierter Leser ja bereits in Kapitel 1 „Eier – verstümmelt, verwahrlost, getötet“ in Erfahrung gebracht.
Gänsestopfleber wird „produziert“, indem man die Jungtiere im Alter von gerade einmal 8 – 10 Wochen zwangsernährt. Doch wie geht solch eine Zwangsfütterung von dannen?

Den Vögeln wird ein 50 cm langes Metallrohr gewaltsam in den Hals gestoßen, wodurch anschließend 800 – 1000 Gramm Maisbrei in die Mägen gepumpt wird.
Diese Menge hört sich nach viel an, jedoch besitzt eine Gans verhältnismäßig eher kleine Proportionen. Verglichen mit dem Menschen wäre es in etwa so, als würde man zweimal täglich je sieben Kilogramm Nudeln hineingewürgt bekommen.
Der gesamte Vorgang erstreckt sich über 12 – 21 Tage, wodurch die Leber bis auf das Zehnfache ihrer Normalgröße anschwillt. Man bedenke nur

mal, welche negativen Folgen bereits eine gewöhnliche Adipositas für ein Lebewesen hat. Schnell wird einem bewusst, dass abgesehen von den Halsverletzungen Atemnot, Leberbluten, bis hin zum Herzversagen eine fast schon garantierte Begleitfolge dieser Abartigkeit sind.
Selbstverständlich würden die Gänse diese Prozedur nicht arg viel länger überleben. Aufgrund dessen werden sie, kurz bevor sie an den Folgen des Stopfens vollenden, geschlachtet.
Nicht umsonst ist die Sterberate von Farmen, welche auf die Stopfleberproduktion spezialisiert sind, bis zu 20 mal höher als bei Gänsen, die unter artgerechten Bedingungen gehalten werden.
Die Industrie möchte dem Verbraucher weismachen, dass den Gänsen das Futter „schonend in den Hals einmassiert" wird, wie es so nett auf den Seiten der einschlägigen Firmen beworben wird.
Hierdurch will man lediglich den immer lauter werdenden Protesten etwas entgegensetzen. Schaut man sich einer der vielen versteckten Aufnahmen im Internet an, so fallen einem etliche Bezeichnungen ein. Allerdings keine außerhalb der Fäkalsprache. Und mit „schonend" hat das sicherlich nicht im entferntesten zu tun.

Die Tiere kommen auch keineswegs freiwillig zur Futterstelle, wie behauptet wird.

Das Ganze ist jedoch nicht nur für die Tiere enorm schädlich.
Gesundheitlich betrachtet, in Bezug auf den Menschen, dürfte die Stopfleber eigentlich gar nicht zum Verzehr angeboten werden.
Aus medizinischer Sicht handelt es sich um ein krankhaft verändertes Organ, welches wissentlich und willentlich hervorgerufen wurde. Somit ist es laut Hygienevorschrift nicht zum menschlichen Verzehr geeignet.
Gerade zur Weihnachtszeit werden die größten Umsatzmargen generiert. Völlig unverständlich.

Ist der eigentlich Sinn und Zweck der Weihnacht denn nicht, sich der Zuneigung und Liebe bewusst zu werden? Wie kann der Stopfleber hier ein Platz eingeräumt werden? Und warum zählt diese zu den Delikatessen?
Fragen über Fragen, auf die es aus meiner Sicht keine vernünftige Antwort gibt!
Oftmals wird die Wahrheit verdrängt und viele Traditionen nimmt man einfach so hin, ohne diese zu hinterfragen. Ich bin der festen Überzeugung,

dass nach dieser Erkenntnis niemand mehr krankhafte Misshandlungsfettleber als edle Köstlichkeit ansehen kann.
Spätestens nachdem man sich die Bilder des Geschehens vor Augen geführt hat.

TOD

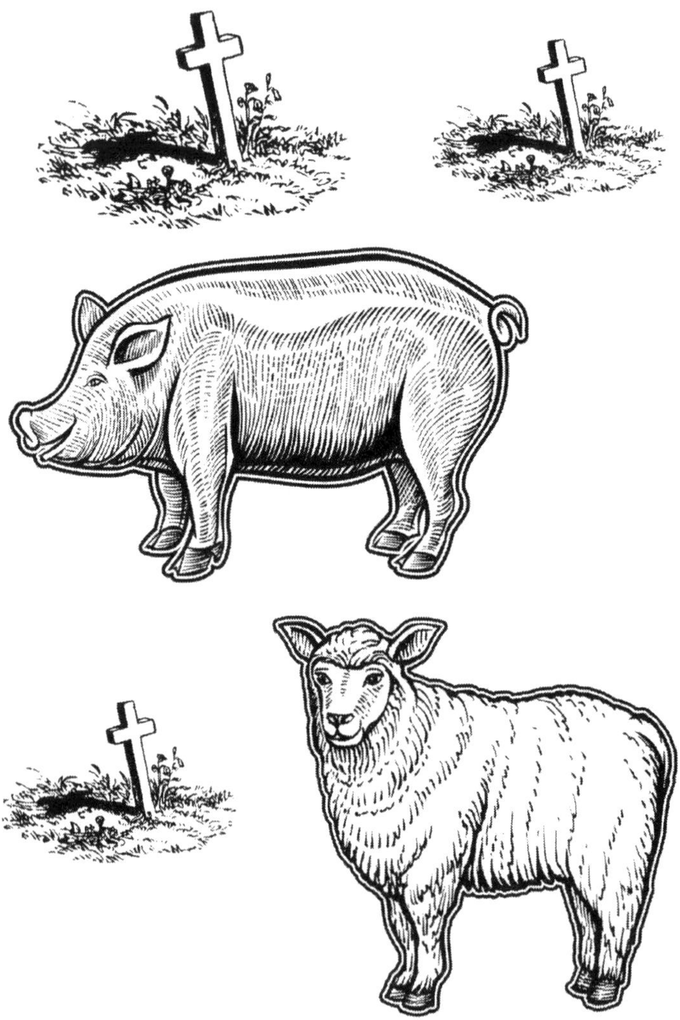

9. Schlachtung am Beispiel Schwein

Bei diesem Thema möchte ich nicht behaupten, es sei das qualvollste, da im Endeffekt jeder Tag von Anbeginn der Geburt eine nahezu unerträgliche Empfindung des Leidens war. Mit der Schlachtung wird jedoch die Schwelle vom Leben zum Tode überschritten. Ich habe mich für das Bcispiel des Schweines entschieden, da dies bekanntlich das am häufigsten konsumierte Fleisch Deutschlands ist. Somit dürfte es der greifbarste Bezug sein.
Eines kann ich Ihnen jedoch versichern: die Prozeduren bei der Tötung anderer Tiere sind in keinster Weise erträglicher bzw. weniger schlimm.

Im Jahr 2016 wurden in Deutschland 59,4 Millionen Schweine geschlachtet.
In der Regel ist der Weg zum Schlachter das erste und letzte Mal, dass die Tiere Tageslicht zu Gesicht bekommen.

Bevor die Schlachtung vollzogen werden darf, muss das Schwein betäubt werden.
Hierbei gibt es verschiedene Methoden, wobei in Deutschland die Gas- und Elektrobetäubung die gängigsten sind.

9.1 Gasbetäubung:

Zunächst werden die Schweine in vollautomatisch betriebene Gondeln gedrängt.
Je nach Fabrik transportieren diese die Tiere entweder in Kammern oder Gruben, welche eine Kohlendioxid – Konzentration von bis zu 90 Prozent aufweisen.
Nach einem Zeitablauf von ca. 100 Sekunden werden die nun betäubten Tiere von der Gondel wieder aufgegriffen und durch eine metallene Klappe ausgeworfen.
Dieser strukturierte Ablauf mag zwar reibungslos gelingen, jedoch ist die Prozedur für die Schweine extrem quälend.

Durch den Sauerstoffentzug kommt es zu einer Hyperventilation, gefolgt von Atemnot, welches in etwa dem Gefühl des Würgens gleicht.
Die darauf folgende Schnappatmung ist ein verzweifelter Versuch dem Ersticken entgegenzuwirken. Nach etwa einer halben Minute setzt die Betäubung ein.
Bis hierhin ist der gesamte Aufenthalt mit einer enormen Todesangst verbunden, welche sich durch Lautäußerungen ausdrückt.
Ab und an kommt es zu Fehlbetäubungen, wodurch vereinzelte Schweine zwar bewegungsunfähig sind, die Schmerzen des folgenden Tötungsprozesses jedoch bei vollem Bewusstsein wahrnehmen.

9.2 Elektrobetäubung:

Für die Elektrobetäubung werden mehrere Schweine zusammengetrieben.
Nach und nach greift man die Tiere manuell mit einer Elektrozange am Kopf, wodurch ein Stromschlag ihr gesamtes Gehirn durchströmt.

Infolge dessen verlieren die Tiere das Bewusstsein. Barbarisch ist, dass die Schweine Spalier stehen und der Reihe nach abgegriffen werden. Die Artgenossen sehen sowohl die Betäubung, als auch die Entblutung aus unmittelbarer Nähe. Alles in dem Wissen, gleich als nächster fällig zu sein.

Durch den Elektroschock erleiden die Tiere einen ähnlichen Anfall wie bei einer Epilepsie. Das Bewusstsein wird bereits nach 0,2 Sekunden ausgeschaltet.
Vorausgesetzt, das geschulte Personal setzt die Zange an der entsprechenden Stelle.
Bei fehlerhaftem Umgang verkrampft lediglich der Körper. Es wird oftmals fälschlicherweise als eine Betäubung gedeutet, ist es aber nicht.
Die Schweine werden bei vollem Bewusstsein geschlachtet.

9.3 Tötung:

Wie auch immer die Betäubung vonstattengegangen ist, folgt daraufhin die Tötung durch die sogenannte Entblutung.
Die (hoffentlich) betäubten Schweine werden am Hinterbein an die Förderkette eingehängt. Im nächsten Schritt folgt dann letztendlich ein gezielter Stich in die Brust.
Durch das Treffen der Blutgefäße entfließt das Blut auf schnellstmögliche Art und Weise.
Anschließend werden die Tiere in die Brühanlage gebracht, welche der Enthaarung und Keimabtötung dient.
In den Schlachthöfen herrscht ein enormer Zeitdruck, wodurch manche Schweine bereits vor dem vollständigen Ausbluten in der Brühanlage landen.
Schätzungen zu folge erwachen etwa 1 Prozent der Schweine im Brühbad und werden bei lebendigem Leibe gekocht.

FLEISCH-ERSATZ

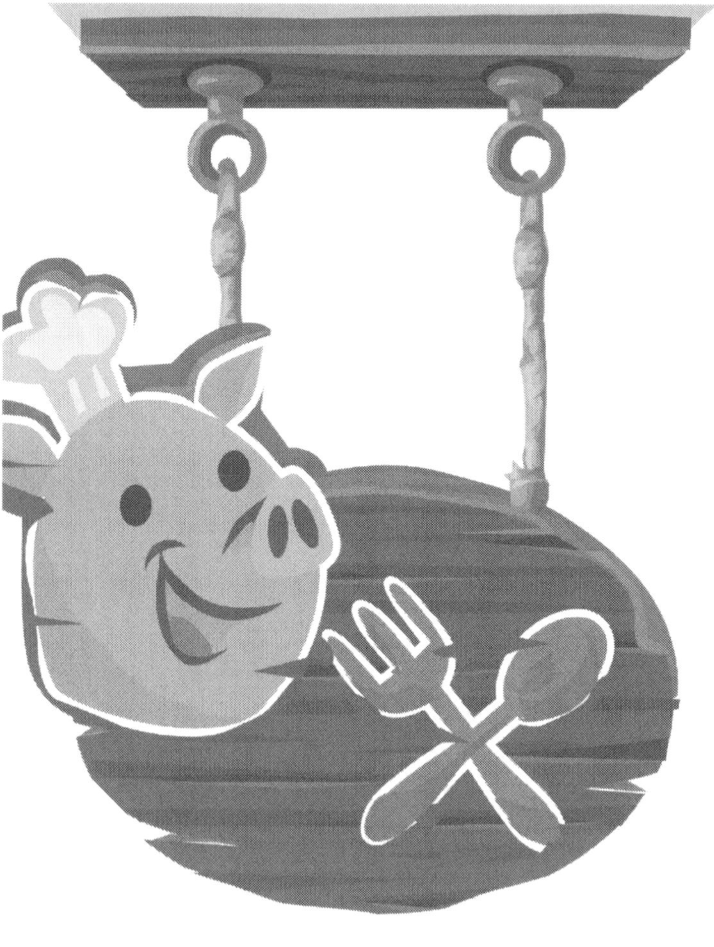

10. Fleischersatzprodukte – ein Widerspruch?

Viele Menschen stellen sich die Frage „sofern man kein Fleisch essen möchte, wieso würfelt man Pflanzenteile zusammen, um Fleisch zu imitieren? Entweder ganz oder gar nicht“.
Nun, diese Ansicht konnte ich noch nie wirklich nachvollziehen. Allerdings werde ich erstaunlich oft damit konfrontiert. Meines Erachtens sollte doch jedem bewusst sein, dass kaum einer sich dazu entschließt auf Fleisch zu verzichten, weil es ihm nicht schmeckt?!
Die meisten Menschen entscheiden sich aus Mitleid mit den Tieren für diesen Weg, oder weil sie ihren Gesundheitszustand verbessern möchten.
Welcher Grund auch immer ausschlaggebend gewesen sein mag; der überwiegende Teil der Veganer und Vegetarier haben zuvor wie die meisten Menschen „ganz normal“ Fleisch gegessen.

Der Mensch ist ein Gewohnheitstier und ein großer Teil wird zustimmen, dass der bloße Geruch von Omas`s Schmorbraten einem das Wasser im Munde zusammenlaufen lässt. Jedem dürfte bekannt sein, das Fleisch nicht auf Bäumen wächst, jedoch verdrängt man diese Tatsache gerne.

Ist ja eigentlich auch gar nicht so schwer, bringt man ein fertig mariniertes Steak im Supermarkt kaum noch mit einem Lebewesen in Verbindung. War bei mir ja auch nicht anders.
Befasst man sich allerdings einmal mit all dem Leid und der Qualzucht, so ist es unmöglich dies wieder zu verdrängen! Ich für meinen Teil habe von klein auf jegliche Art von Tieren geliebt. An einem gewissen Punkt meines Lebens bin ich mir bewusst geworden, wie heuchlerisch ich lebe;

Auf der einen Seite versuche ich, verstoßene Babyvögel zu retten und mühselig per Hand aufzuziehen. Zum Abendessen gibt es dann Chinesisch - gebratene Nudeln mit Hähnchen. Paradox. Genau hier beginnt der Konflikt zwischen Genuss und Ethik.

Meiner Meinung nach sind Fleischersatzprodukte hierfür die perfekte Lösung, sofern man das Glück hat, auf ein wirklich Gutes zu stoßen.
Irgendeine Pampe zu Buletten formen, sie dann „Veggy Burgerpatty“ zu nennen, obwohl sie nicht im entferntesten wie das Original schmecken, ist Betrug. Vor allem aber hilft es den Personen wenig, welchen der Verzicht noch schwerfällt.
Für den Geldbeutel der Firma ist es jedoch sicherlich von großem Nutzen. Mit Tofu konnte ich mich irgendwie auch nie so richtig anfreunden.
Die Umrandung schmeckte meist enorm nach Gewürzen, das Innere jedoch nach nichts.
Abgesehen von der merkwürdigen Konsistenz, welche nun auch nicht wirklich der des Fleisches entspricht. Vielleicht bin ich aber auch schlicht und ergreifend zu ungeschickt, geht es um das Würzen oder allgemein die Zubereitung.

Es ist jedoch nicht jegliche Hoffnung verloren.
Immer mehr der namhaften Firmen setzen auch auf eine vegane Linie, parallel zur üblichen Ware.
Ob man ein Problem damit hat, diese Fleischkonzerne zu unterstützen, ist jedem selbst überlassen.

Im Grunde genommen ist Fleisch geschmacklos – es kommt also auf die Würzung und Konsistenz an. Die Gewürzmischung der Firmen wurden über Jahrzehnte hinweg perfektioniert. Durch spezielle Verfahren wird eine fasrige Konsistenz aus Soja hergestellt. Diese Kombination lässt deren Produkte meist exakt wie das Original schmecken. Ich habe neulich ein veganes Schnitzel gegessen, bei jenem ich dreimal auf die Verpackung schauen musste, ob dieses auch wirklich vegan ist.
Es sei jedoch gesagt, dass es sich hierbei keinerlei um eine gesunde Alternative handelt.
Fleischersatzprodukte sind in der Regel stark gesalzen, enthalten Mineralöl und oftmals Gen - Soja.

Die meisten Veganer konsumieren ohnehin gar keine Fleischersatzprodukte.
Vermutlich ist der hauptsächliche Absatzmarkt bei all denjenigen, welche sich in der Übergangsphase befinden.
Meist liegt es an dem weit verbreitetem Irrglauben, eine vegane Ernährung bestünde nur aus einem Blatt Salat und einer Karotte, da sonst nicht mehr viel zur Verfügung stehen würde.

Die vegane Küche ist so abwechslungsreich und kreativ, dass es einem an nichts fehlt. Ganz im Gegenteil – man entdeckt reichlich neue Köstlichkeiten, in deren Genuss man vielleicht nie auf anderem Wege gekommen wäre.

11. Verstecktes Tier – wenn mehr enthalten ist, als deklariert

Die Entscheidung, vegan zu leben, setzt einiges an Wissen voraus.
Mit dem Verzicht des offensichtlichen, wie etwa Wurst und Käse, sind tierische Produkte nämlich bei weitem noch nicht ausgeschlossen.
Ich selbst war mir gar nicht darüber im Klaren, wie lange ich so ganz nebenbei weiter tote Tiere zu mir genommen habe. Trotz peniblem Lesen der Inhaltsstoffe.
Das perfide hierbei ist, dass eben nicht nur die allgemein bekannte Gelatine tierischen Ursprungs ist. Es existieren etliche weitere Verbraucherfallen. "Wurden gezielt erschaffen" trifft es vermutlich besser. Die Industrie hat sich im Laufe der Jahre erstaunlich viele Verschleierungstricks einfallen lassen.

Solange es hierfür keine verständliche Deklarationspflicht eingeführt wird, ist der Verbraucher auf sich allein gestellt. Schwarze Schafe der Industrie werden stets ein Hintertürchen ausnutzen, um an das Geld unahnender Betrugsopfer zu kommen.

Die folgende Auflistung stellt die gängigsten, nennen wir es mal „Umschreibungen“, dar.

11.1 Speisefette:

Oftmals in Fertigprodukten, aber auch gängige Soßen oder Dips enthalten. Speisefette müssen nicht zwangsläufig tierischem Ursprungs sein, sind es jedoch in den meisten Fällen.

11.2 Gelatine:

Das wohl bekannteste Produkt auf Tierbasis. Es handelt sich hierbei um ein Protein – Gemisch,

welches meist aus ausgekochten Knochen und Häuten von Schweinen und Rindern gewonnen wird.
Die Einsatzmöglichkeiten von Gelatine sind enorm. Angefangen von verschiedenen Desserts, bis hin zu gewöhnlichen Süßigkeiten. Sie findet ebenfalls in Tabletten, Kapseln und Dragees ihre Anwendung.

11.3 E120 / Karmin:

Besonders arglistige Täuschung, da so ziemlich kein Laie jemals ein tierisches Produkt hinter einer chemischen Nummer vermuten würde.
Karmin ist ein rotes Farbpigment, welches aus toten Läusen gewonnen wird.
Verwendung findet es meist in Wassereis, Süßigkeiten, gefärbten Getränken und Likören. Auch in Kosmetika und Wandfarben wird es jedoch immer häufiger verwendet.

11.4 (natürliches) Aroma:

Hierbei handelt es sich vermutlich um den schwierigsten Punkt, da es quasi einem Glücksspiel gleicht, ob man hier ein Produkt tierischen Ursprungs hat oder nicht.
Natürliche Stoffe gibt es etliche; für den Erdbeergeschmack von Joghurt werden des Öfteren Holzspäne als Ausgangsstoff verwendet – ein natürliches Produkt. Ist zwar auch nicht gerade schmackhaft, allerdings ist hierfür kein Lebewesen gestorben.
Wildschweinborsten, wie sie oftmals für Chips verwendet werden, zählen laut Gesetz jedoch ebenfalls zu den natürlichen Aromen.
Die Deklaration „Aroma“ steht häufig nur einzeln auf verschiedensten Produkten, wie etwa Tiefkühlkost, Gebäck, Eis, etc. Letzten Endes bleibt einem nichts anderes übrig, als beim Produzenten anzufragen.
Wobei ich aus Erfahrung sagen kann, dass die meisten Produkte, welche wirklich veganes Aroma verwenden, auch groß auf der Packung damit werben.

Ist ja auch ein gutes Verkaufsargument.

11.5 Aktivkohle:

Ist ein Kohlenstoff, der zum Teil aus getöteten Tieren gewonnen wird.
Sinn und Zweck der Aktivkohle ist es, unerwünschte Geschmacks-, Geruchs- und Farbstoffe aus Produkten herauszufiltern. Unter anderem zählen hierzu Biere, Weine, aber auch Fruchtsäfte.
Bei den genannten Produkten handelt es sich jedoch nicht zwangsläufig um Filterungen mit Tierbestandteilen.

11.6 Cholesterin:

Cholesterin wird entweder aus Fettgewebe, Eigelb, oder dem Blut gewonnen.

Es wird verwendet, um als Stabilisator bzw. Emulgator zu fungieren. Verwendung findet es meist in Kosmetikartikeln wie etwa Cremes und Shampoos.
Zum Teil wird die Basis der Flüssigkristalle von LCD – Bildschirmen ebenfalls aus Cholesterin gewonnen.

12. Vegan ist unnatürlich? Natürlich nicht!

Viele Menschen sind der Ansicht, dass bereits Vegetarier kaum ihren Bedarf an Vital- und Mineralstoffen decken können. Ohne Eier und Milchprodukte sei dies ja dann völlig ausgeschlossen. Eine vegane Ernährung könne gar nicht der Natur des Menschen entsprechen, da dem Körper die lebenswichtigen Nährstoffe Vitamin B12, sowie Eisen fehlen würden. Diese können angeblich nur durch Fleisch oder künstliche Nahrungsergänzungsmittel zugeführt werden.

Hierbei ist es eigentlich nichts anderes, als bei allen anderen Themen des Lebens auch: wer interessiert ist und sich lange genug damit auseinandersetzt, der eignet sich Wissen an. Und Wissen ist bekanntlich fundierter als ein Bauchgefühl.
Das Gerücht mit dem Eisenmangel verflüchtigt sich schnell, wenn man sich etwas näher mit den einzelnen Nahrungsmitteln beschäftigt.

Lebensmittel, wie etwa Haferflocken, Hülsenfrüchte, Petersilie und noch etliche andere, decken den Bedarf sicherlich mehr als ausreichend. Mit dem Vitamin B12 ist das allerdings so eine Sache ...
Es entspricht der Wahrheit, dass dieses fast ausschließlich in Fleisch vorhanden ist. Allerdings ist eines nur den wenigsten Personen bekannt: die sogenannten Nutztiere besitzen nur so viel Vitamin B12, da es ihrer Nahrung ebenfalls künstlich zugeführt wird. Der Organismus von Schweinen funktioniert in dieser Hinsicht genauso wie die des Menschen: das Vitamin B12 wird über die Nahrung aufgenommen. Hierdurch gelangt dieses in die Leber, von jener es gespeichert und über einen längeren Zeitraum dem Körper zur Verfügung gestellt wird.
Im Prinzip ermächtigen wir uns beim Konsum lediglich dem Speichervorrat des Tieres. Doch wie ist es möglich, dass ein lebenswichtiges Vitamin in der Natur fast unauffindbar ist?

Im Gegensatz zu anderen Vitaminen wird das Vitamin B12 von Mikroorganismen produziert. Diese siedeln sich meist auf Nutzpflanzen und Wurzeln an. Ursprünglich hat man Vitamin B12

also schlichtweg über eine ausgewogene Ernährung aufgenommen.
Durch die über Jahrhunderte industrialisierte Agrarwirtschaft haben wir es jedoch geschafft, dieses natürliche Vorkommen fast restlos zu zerstören.
Es gibt dennoch Ausnahmen: wir Menschen haben uns zwar oberhalb des Wasserspiegels ausgebreitet, jedoch sind die Tiefen des Meeres noch unberührt. Seit Veganismus mehr und mehr publik geworden ist, finden sich mittlerweile etliche Algenpräparate auf dem frei verkäuflichen Markt. Die zwei am häufigsten verbreiteten Arten sind hierbei die Spirulina- und Chlorellaalge.
Diese Pflanzen enthalten noch auf ganz natürliche Art Vitamin B12 und widerlegen somit den weit verbreiteten Irrglauben.
Auch, wenn dieser völlig nachvollziehbar ist. Wer hat denn auch die Zeit, sich in Google bis auf Seite 12 durchzuringen?
Bei einer Umstellung auf eine vegane oder vegetarische Lebensweise ist es ratsam, nach den ersten zwei Monaten ein Blutbild erstellen zu lassen.

Aber was ist nun die natürliche Nahrung des Menschen? Mischkost, oder doch eine rein pflanzliche Ernährung. Meiner Meinung nach liegt die Antwort in der Anatomie, da diese eindeutig der eines Pflanzenessers entspricht!
Schauen wir uns mal die einzelnen Punkte im direkten Vergleich an.

12.1 Kiefer:

Unser Kiefer ist dazu ausgelegt, seitliche, mahlende Bewegungen auszuführen. Die Zähne sind durch ihre flache Oberfläche optimal hierfür ausgerichtet.

Raubtiere hingegen können ihren Kiefer nur vertikal bewegen.
Durch ihre scharfen, spitzen Zähne sind sie in der Lage, das Fleisch aus ihrer Beute herauszureißen.
Die höhere Zahnknochendichte schützt hierbei auch bei gröberem Umgang.

12.2 pH – Wert und Enzyme:

Sowohl der Speichel, als auch der Urin ist bei allen Pflanzenessern, wie auch dem Menschen, alkalisch. Des Weiteren enthält der Speichel das Enzym Amylase, welches die Kohlenhydratverdauung von Früchten und Getreide einleitet.

Fleischesser haben dieses Enzym nicht. Auch ihr Speichel, sowie der Urin, haben beide einen sauren pH – Wert.

12.3 Darm:

Bei Fleischessern ist die Darmwand glatt. Die Darmlänge entspricht in etwa dem dreifachen der gesamten Körperlänge und die Magensäure ist hoch konzentriert.

Ausschlaggebend ist, dass Fleisch schnell aufgespalten werden muss, um die Inhaltsstoffe zu absorbieren.
Es ist von enormer Bedeutung, das Fleisch zügig wieder auszuscheiden. Der Verrottungsprozess und die damit einhergehende Fäulnis treten bei Fleisch besonders schnell ein. Ein weiteres Indiz hierfür ist die hohe Keimbelastung und kurze Haltbarkeit aller tierischer Produkte.

Die Darmflora des Menschen ist von völlig anderen Bakterien besiedelt.
Wir besitzen eine glatte Darmoberfläche und eine Darmlänge, die in etwa dem 12 – fachen unserer Körpergröße entspricht.
Identisch zu allen anderen Pflanzenessern. Auch unsere Magensäure ist im Vergleich sehr schwach. Aufgrund dessen kommt es zur besagten Fäulnis bei der Verdauung tierischer Produkte.

12.4 Vitamin C:

Raubtiere sind in der Lage, ihr eigenes Vitamin C zu bilden. Es ist in deren Nahrung nicht vorhanden.

Menschen können dies nicht und sind somit auf die Zufuhr von Vitamin C durch Obst und Gemüse angewiesen. Folge eines Mangels können ein Erkranken an Skorbut sein. Dies führt zum Verlust der Zähne, Knochenschwund, bis hin zum Tode.

Fasst man alle Punkte zusammen, so ist das Fazit meiner Meinung nach eindeutig: der Mensch ist dafür geschaffen, sich ausschließlich von Pflanzen und Früchten zu ernähren.

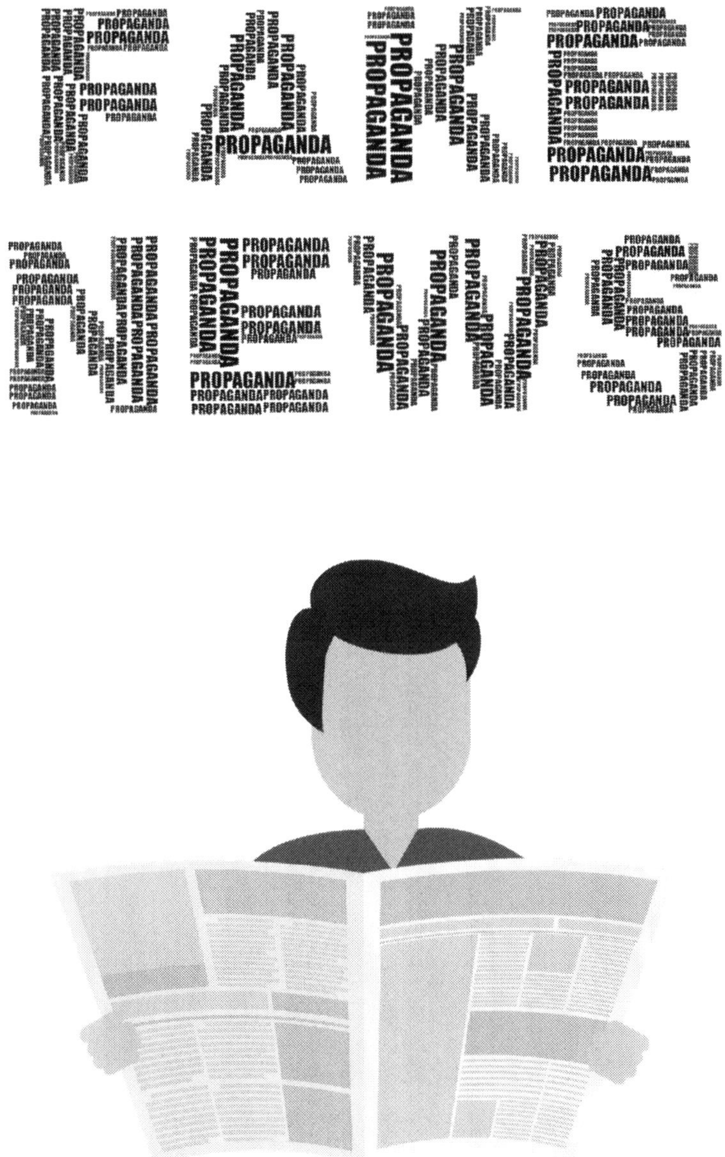
FAKE
NEWS
PROPAGANDA

13. Gute Lobby, schlechte Lobby

Das Thema Klimaschutz ist zur Zeit gegenwärtiger denn je. Uns werden in der Regel Verbrennungsmotoren und Plastikmüll als die größten Klimakiller präsentiert.
Beides sehr schädliche Punkte, das steht völlig außer Frage. Ein Überdenken des Konsum -, sowie Flugverhaltens ist auch ein sehr vernünftiger Ansatz einer Verbesserung.

Verwunderlich ist jedoch, dass die Massentierhaltung ca. 51 % des gesamten CO2 - Ausstoßes verursacht, wohingegen die Last des kompletten Weltverkehrs "nur" ca. 13 % beträgt. Flug- und Schiffsverkehr mit eingerechnet, wohlgemerkt.

Wie ist es möglich, dass keine einzige der großen Umweltschutzorganisationen den wohl wichtigsten Aspekt mit keiner Silbe erwähnt?

Schriftliche Anfragen meinerseits bezüglich eines Interviews, oder zumindest einer schriftlichen Stellungnahme, wurden meist mit einer Standardmail abgewimmelt. Sofern ich überhaupt eine Antwort bekam.
Der Umstand samt der starken Zurückhaltung machte mich nur noch mehr stutzig. Allgemein kam bei dieser Thematik stets eine unangenehme Stimmung auf und es fühlte sich so an, als ginge man der Frage gezielt aus dem Weg.
Hierdurch war mein Interesse allerdings erst recht geweckt worden. Bei meiner Recherche fand ich noch weitaus mehr Schäden für Mensch und Umwelt.

Eine Frage blieb jedoch weiterhin ohne Antwort:

“Wieso wird der wichtigste Punkt des Umweltschutzes nicht genannt?”

Meines Erachtens ist die einzig logische Begründung hierfür, dass von einer Lobby gewisser Interessensvertreter “Spenden” an die jeweiligen Organisationen getätigt wurden.
Hierfür habe ich, wie bereits erwähnt, keinen Nachweis gefunden. Es handelt sich somit lediglich um eine Behauptung meinerseits.
Eine andere Begründung kann ich mir jedoch nicht im Entferntesten herleiten. Es gibt keine logische Argumentation für die Vertuschung eines so unglaublich wichtigen Faktes.
Lobbyismus ist per se nichts Schlechtes. Das Problem ist vielmehr, dass der großen Industrie nahezu unerschöpfliche Geldressourcen zur Verfügung stehen.
Das bessere Argument, wenn es um die Abwägung zweierlei Positionen geht.

Privat agierende Personen, wie Beispielsweise Tierschützer, haben diese Ressourcen leider nicht. Ein weiterer "Nachteil" (selbstverständlich nur aus finanzieller Sicht gesprochen) ist, dass die politischen Ziele von Tierschützern keine Gewinnerwirtschaftung erzielen.
Leider zeigt die Vergangenheit, dass letztendlich (fast) immer das Geld die Entwicklung beeinflusst.

Wissenschaftler sind beispielsweise von Wirtschaftsinteressen abhängig.
So kam es in der Vergangenheit bereits des Öfteren vor, dass Studien mit bereits vorgefertigten Ergebnissen "durchgeführt" wurden.
Andere wiederum verzerren oder beschönigen fundierte Erkenntnisse.
Bekannter Weise hielt die Industrie lange Zeit einen Großteil ihrer Erkenntnisse über das Grippemedikamentes "Tamiflu" zurück.
Hierdurch sollte die Regierung dazu verleitet werden, mehr als eine Milliarde Euro zu

investieren, da es angeblich besser wirke als Aspirin... jedoch nicht wirklich...
Besonders unglaubwürdig wirkt die vermeintliche Expertenmeinung, wenn sowohl eine Position im Verband, als auch im Parlament bestritten wird. Insbesondere der Deutsche Bauernverband ist stark im Parlament vertreten. Allein im Ausschuss für Ernährung, Verbraucherschutz und Landwirtschaft sind es 6 der insgesamt 34 Mitglieder. Größtenteils im Vorstand oder Vorsitz.
Nach dieser Information war es für mich nicht mehr ganz so unlogisch, weshalb manche anerkannten “Gesundheitsexperten” allen ernstes Rinder - Carpaccio bei einer Diät empfehlen.

In der gesamten Bundesrepublik sind etwa 4000 Lobbyverbände tätig.
Schwerpunkt “Fachberatung von Politikern”. Hört sich sehr schön an. Nicht so schön ist allerdings, dass diese meist sehr, nahezu ausschließlich im Eigeninteresse ist.

Bestechung ist in Deutschland verboten. Allerdings wird im Zusammenhang des Arrangements auch keineswegs eine direkte Bezahlung getätigt.
Die Hilfsbereitschaft wird meist auf zweitem Wege honoriert. So werden manche Reden von Politikern mit großzügigen Spenden, bis hin zu mehreren zehntausenden Euro, honoriert.
Eine genaue Übersicht ist jedoch nicht bekannt, da Politiker generell nur sehr ungenaue Angaben bezüglich ihrer Nebeneinkünfte preisgeben müssen.

Des Weiteren zählt es zur gängigen Praxis, dass Politiker nach Beendigung ihrer Amtszeit eine unglaublich gut bezahlte Stelle in der Industrie erhalten.
Eine Art Belohnung für die gute "Zusammenarbeit".
Inzwischen wurde ein Gesetz verabschiedet, wodurch solch ein Stellenangebot erst nach einer Frist von 18 Monaten angenommen werden darf.

Sicherlich können Sie sich denken, dass diese Maßnahme nicht wirklich eine Veränderung herbeigeführt hat.

Prominente Fälle für solch ein Arrangement sind beispielsweise der ehemalige Gesundheitsminister Herr Daniel Bahr (FDP), welcher mittlerweile beim Versicherungskonzern "Allianz" unter Vertrag ist. Ein weiterer Fall wäre der des ehemaligen Kanzlerministers, Herr Roland Pofalla (CDU), welcher nach seiner Amtszeit zur Deutschen Bahn wechselte.

UMWELT

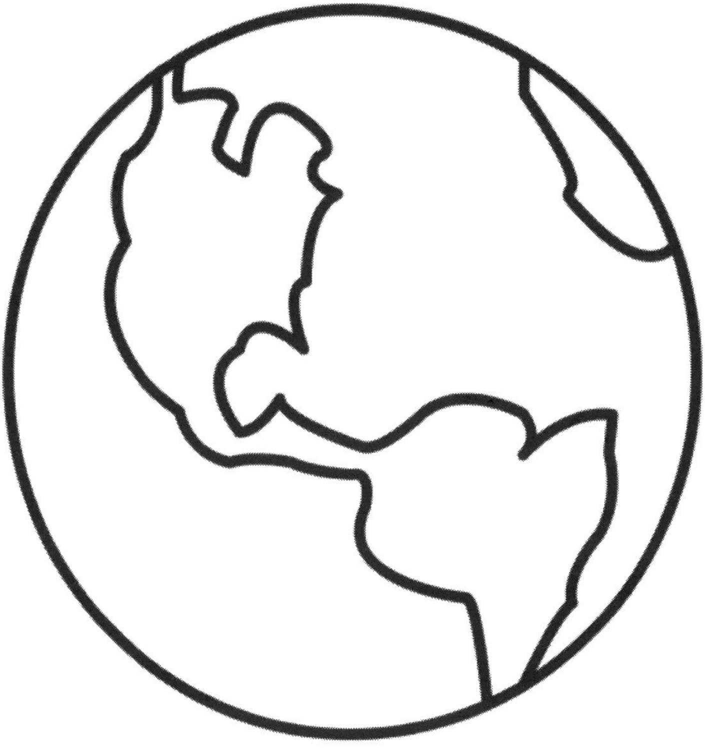

14. Umweltbelastung und Ressourcenverbrauch

Beim Thema Massentierhaltung beklagt man in der Regel das Wohl der Tiere, wie auch der eigenen Gesundheit.
Das ist definitiv richtig und es handelt sich hierbei um zwei sehr schwerwiegende Punkte. Uns entgehen jedoch meist die immensen Folgen für die Umwelt.
Im folgenden Abschnitt sollten Sie sich immer im Hinterkopf behalten, dass wir von nur einem einzigen Kilogramm Rindfleisch ausgehen!

14.1 Wasserverbrauch:

Um ein Kilogramm Rindfleisch zu produzieren, benötigt man in etwa 15.415 Liter Wasser.

Selbstverständlich trinken die Tiere nicht die gesamte Menge.
Vielmehr wird das meiste Wasser für den Anbau des Futtermittels benötigt. Hauptsächlich werden hierfür Soja und Getreide angepflanzt. Die Tiere erhalten meist einen Kraftfuttermix aus Weizen, Mais, Gerste und Soja.

14.2 Rodung & ineffiziente Getreidenutzung:

Insgesamt werden ca. 60 % des in Deutschland angepflanzten Getreides für die Tierzucht verwendet. Nur ein Fünftel ist für den direkten menschlichen Verzehr eingeplant. Das Soja wird in der Regel aus den Ländern Argentinien, Paraguay und Brasilien importiert.
Allein Deutschland beansprucht hier eine Anbaufläche größer als Brandenburg.
Um sich zusätzliche Fläche anzueignen, werden wertvolle Wälder gerodet und Menschen vertrieben. Hierfür wurden mehrere Studien angefertigt, welche jedoch etwas voneinander

abweichen - es ist sehr schwierig, eine genaue Zahl zu nennen.
Fasst man die gängigsten zusammen, so ergibt sich eine benötigte Nutzfläche von 27 – 49 Quadratmetern.
Man beachte, dass wir noch immer von lediglich einem einzigen Kilogramm Rindfleisch ausgehen!
Das Perfide daran ist, dass Teile dieser Länder von Hungersnöten geplagt werden. Theoretisch pflanzen sie genug Getreide zur Ernährung derer gesamten Bevölkerung an. Anstatt es selbst verwerten zu dürfen, wird der Export für einen Hungerlohn in die reichen Länder gefördert.

14.3 CO2 – Ausstoß:

Insbesondere Wiederkäuer produzieren große Mengen an Methan, welches einen enormen Einfluss auf den Treibhauseffekt hat.
Um einen Vergleich mit anderen Werten heranzuziehen, wird es als CO2 - Äquivalent umgerechnet. Somit fällt hierfür ein Wert von 27 Kilogramm Kohlendioxid an.

Das ist fast 10 mal so viel, wie beim Anbau von Kartoffeln anfällt, wobei diese eine größere Anzahl an Menschen ernähren könnten.
Der Fleischkonsum Deutschlands wird auf 60 Kilogramm pro Person geschätzt. Orientiert man sich an dieser Zahl, so würde bereits eine Reduzierung des Konsums von 25 % mehr zum Klimaschutz beitragen, als jedes Diesel - Fahrverbot.

Zusammenfassend kann gesagt werden, dass kein anderes Lebensmittel so viele Ressourcen benötigt, um im Vergleich ein solch spärliches Endergebnis zu liefern.

PELZ

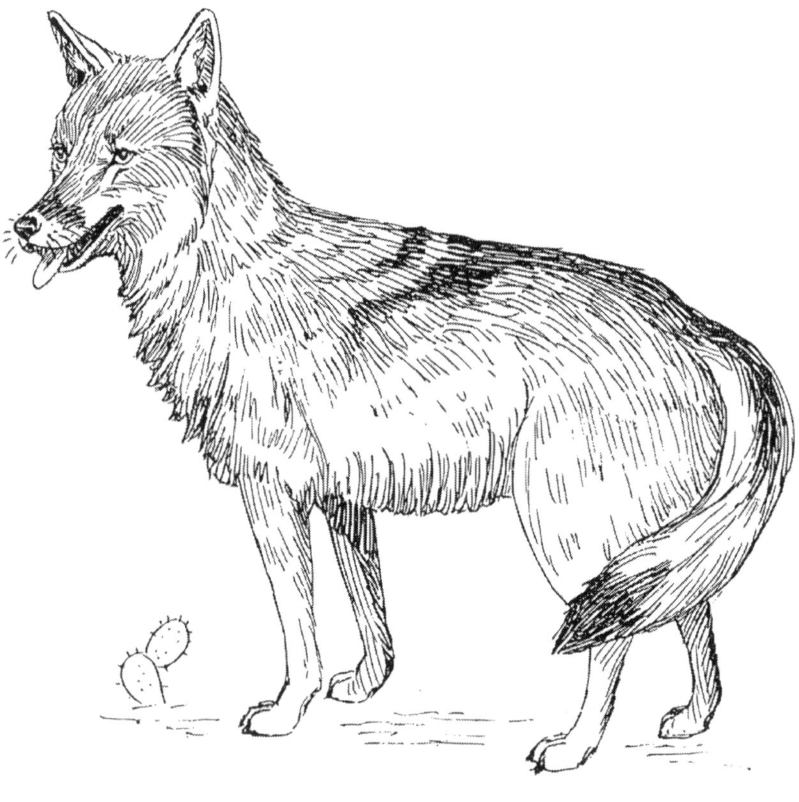

15. Pelz - damals Überlebenskunst, heute Unvernunft

Das Fell von Tieren trugen Menschen bereits in der Steinzeit als Kälteschutz.
Wir leben nun aber im 21. Jahrhundert, haben uns in Bereichen wie der Technik, Sitten und der Allgemeinbildung enorm weiterentwickelt.
In Sachen Kleidung kann man behaupten, dass wir uns sogar zurückentwickelt haben.
Wurden damals die Tiere zum Überleben gejagt und verwertet, so ziert heutzutage der Pelz als modisches Accessoire Mützen und Handschuhe.
Schon längst ist Pelz nicht mehr ein Privileg der Oberschicht. Ganz im Gegenteil. Doch wie genau entsteht eigentlich der Pelz von morgen?

Selbstverständlich jagen wir die Tiere nicht mehr selbst.

In Pelztierfarmen verbringen die Tiere meist ihr gesamtes Leben in engen, verdreckten Käfigen. In der Regel werden hierfür Marderhunde, Nerze, Füchse und Waschbären gehalten. Es gibt allerdings auch Farmen, die Hunde und Katzen züchten, beispielsweise in China.
Würde man die Tiere erschießen, so trüge die gewünschte „Ware“ Pelz an wichtigen Stellen Beschädigungen davon. Wie umgeht man dieses Problem? Abgesehen von der Vergasung oder dem Erschlagen, ist die Tötung durch Elektroschocks am gängigsten.
Das Fell bleibt dabei komplett unversehrt, gleichzeitig handelt es sich aber um eine sehr grausame Methode.
Den Tieren wird eine Stange anal eingeführt, welche diese anschließend durch eine hohe Anzahl an Volt tötet. Im besten Fall. Schlimmstenfalls tritt lediglich eine Betäubung ein und das Tier wird bei lebendigem Leibe gehäutet. Hört sich nach einem abartigen Horrorfilm an, ist aber trauriger Alltag.

China ist der weltweit größte Exporteur von Pelzwaren.
Bekanntermaßen steht das Land für eine enorm günstige Produktion. Das hier keinerlei effektive

Tierschutzgesetze für Haltungsbedingungen herrschen und Tierquälerei nicht geahndet wird, spielt sicherlich auch eine Rolle.
Der Preis für Pelz ist mittlerweile so niedrig, dass selbst die Produktion von Kunstfell unterboten wird. Letztendlich bestimmen die Gewinnmargen immer den Kurs, welchen Unternehmen zukünftig einschlagen.
Aufgrund dessen werden oftmals absichtlich Kleidungsstücke mit „Kunstpelz" deklariert, obwohl es sich um echten Pelz handelt. Auch bei sehr günstiger Kleidung.
Es ist eine Unverschämtheit dem Kunden unter arglistiger Täuschung falsche Ware unterzujubeln!
Fernab des Tierschutzes sollte man sich darüber im Klaren sein, dass jeder Kauf ein Unternehmen unterstützt.
Das betrifft jegliche Ware. Vom Auto, über den Kugelschreiber, bis hin zum Pelz.
Als Kunde bestehe ich auf mein Recht, selbst darüber zu entscheiden, wem ich von meinem hart verdienten Geld diese Unterstützung zusagen möchte!

Wenn man sich schon nicht auf das Label verlassen kann, wie schütze ich mich vor dem Betrug? Es gibt mehrere Anzeichen dafür, wie man echten Pelz von Kunstfellen unterscheiden kann:

15.1 Bewegung im Wind

Der Kunstpelz verhält sich bei leichtem Wind recht starr und ändert seine Form entweder gar nicht, oder nur sehr geringfügig.

Echtes Fell hingegen bewegt sich beim leichtesten Luftstoß bereits sehr stark in die entsprechende Richtung. Die feinen Haare verhalten sich vergleichsweise wie die des Menschen.

15.2 Untermaterial

Betrachtet man das Kunstfell beim Auseinanderziehen, so ist eine Webstruktur zu erkennen. Diese entsteht beim Nähen. Sie entspricht in etwa dem Aussehen eines Teppichs.

Schaut man sich den echten Pelz näher an, so wird noch feineres Fell ersichtlich.
Diese Schicht wird als Unterwolle bezeichnet und dient den Tieren als Schutz vor Kälte. Darunter befindet sich eine Lederhaut.

FISCHE

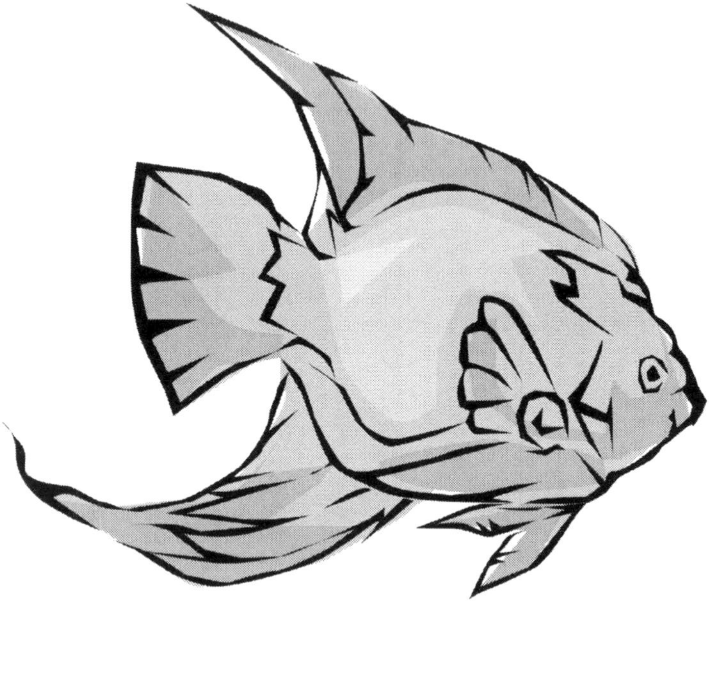

16. Können Fische Schmerzen empfinden?

Dieses Thema überraschte mich.
Laut meiner Logik muss jedes Lebewesen schmerzen empfinden können, da es ansonsten gar nicht überlebensfähig ist. Wie soll man eine Gefahr ohne Angst und Schmerz erkennen?
Die These der Unempfindlichkeit beruht allerdings auf der Meinung vieler Wissenschaftler. Hierbei handelt es sich immerhin um einen Berufszweig, welcher einen Ruf zu verlieren hat. Woher stammt also der Ursprung dieser Theorie?
Das Gehirn der Fische hat im Vergleich zum Menschen keine Region für ein Bewusstsein - der Neokortex. Es wird geschlussfolgert, dass Schmerzempfinden ohne Bewusstsein wahrscheinlich nicht möglich sei. Die "primitiven Tiere" können Reize angeblich nur durch Berührung wahrnehmen.

In den USA haben Verhaltensforscher ein interessantes Experiment durchgeführt, welches entgegen der bisherigen Meinung auf ein Schmerzempfinden deutet.
Selbstverständlich bestritten diese nicht, dass Fische keinen Neokortex besitzen. Grundlage waren Beispiele der Tierwelt, welche bereits aufgezeigt hatten, dass wir Menschen nicht aufgrund unserer Anatomie auf andere Lebewesen schlussfolgern dürfen.
Vögel beispielsweise leiten Wahrnehmungen über ihre Augen an einen völlig anderen Teil des Gehirns als Säugetiere.
Menschen benutzen zum Sehen einen Teil des Gehirns, welchen diese gar nicht besitzen. Kein Wissenschaftler würde jedoch behaupten, dass Vögel nicht sehen können. Um ihre These zu untermauern, starteten sie eine Versuchsreihe. Hierfür wurde Forellen Essigsäure in den Maulbereich getröpfelt. Anschließend hatten diese Fische keinen Fluchtreflex mehr und aßen nicht. Ihr Herzschlag erhöhte sich drastisch. Das sind exakt identische Reaktionen, wie sie auch bei anderen Lebewesen unter Schmerzen auftreten. Ebenfalls erstaunte, dass die Forellen schnell im Becken

umher schwammen, um ihre Mäuler an Kieselsteinen zu reiben.
Dies lässt vermuten, dass sie versuchten etwas zu unternehmen, um die Schmerzen zu lindern.

Welches Fazit können wir nun daraus ziehen? Da ich bereits von Anbeginn der Überzeugung war, dass Fische schmerzen empfinden, fühle ich mich in meiner Theorie bestätigt. Wissenschaftlich ist es allerdings noch immer nicht bewiesen, weshalb sich letztendlich ein jeder selbst sein Urteil bilden muss.

17. Vegan ist zu teuer?!

Viele Menschen scheuen sich vor einer veganen Ernährung, da diese zu teuer sei.
Der Trugschluss ergibt sich vermutlich aus dem immer größeren Anteil sogenannter "Veganerläden". Sicherlich haben auch Sie schon einmal eine der berühmten Ketten gesehen. Diese sind extrem teuer, da stimme ich absolut mit überein. Das Hauptproblem scheint hierbei, dass ich vor der Umstellung nicht ausgiebig mit der künftigen Ernährung auseinandergesetzt wird. Ersetzt man sein bisheriges Fleisch durch die teuren Ersatzprodukte und lässt sich noch von den bunten "Superfood - Verpackungen" hinreißen, so zahlt man schnell das doppelte seines sonstigen Einkaufs. Superfood, das ist oftmals nur ein weiterer Marketingakt. Beispielsweise sind die importierten Chiasamen völlig unnötig.
Unnötig ist vielleicht das falsche Wort, da sie sehr gesund und reich an Omega - 3 - Fettsäuren sind. Allerdings nichts für den schmalen Geldbeutel. Mit bis zu 8,00 € für 500g muss man durchaus rechnen.

Deutschland selbst bietet ein vergleichbares Superfood, die Leinsamen. Von den Nährwerten her sind diese recht identisch, kosten aber lediglich ein Viertel dessen.

Im folgenden Abschnitt liste ich Ihnen eine typische Tagesration von mir persönlich auf. Es handelt sich um eine ausgewogene, gesunde Nährstoffversorgung. Selbstverständlich sollte zusätzlich ausreichend Obst und Gemüse verzehrt werden. Auch Zwischenmahlzeiten können, je nach Ziel, sinnvoll sein.
Genanntes stellt lediglich ein Beispiel dar, um eine grobe Vorstellung der Kosten zu bekommen.
Ich nutze in der Regel gefrorenes Obst und Gemüse, da diese direkt nach der Ernte schockgefroren werden. Somit entweichen (fast) keinerlei Nährstoffe. Zusätzlich können die Produkte um einiges länger gelagert werden.
Die Preisangaben pro Portion sind nur meine subjektive Einschätzung.

Sollten Sie diesbezüglich weitere Fragen haben, können Sie mich gerne kontaktieren.
Ich beantworte jedem Leser eine Frage per E-Mail.

Senden Sie mir eine Nachricht mit einer Schilderung Ihres Zieles bzw. des Problems auf meiner Homepage unter der Rubrik “Kontakt”:

www.buecher-ratgeber.jimdo.com

Frühstück:

Frisches Früchtemüslie

- Gefrorene Beerenmischung (1000g / 7,45 €)
- Haferflocken (500g / 0,39 €)
- Mandelmilch (1 Liter / 0,99 €)
- Leinsamen (500g / 2,50 €)

Preis / Portion: **1,30 €**

Mittagessen:

Reispfanne an buntem Gemüsebett

- Parboiled Reis (500g / 0,75 €)
- gefrorenes Gemüse (500g / 3,20 €)

Erbsen/Mais/Karotten/Brokkoli

Preis / Portion: **1,75 €**

Abendessen:

Abendbrot mit Hummus und Paprika

- 1 Dose Kichererbsen (425g / 1,10 €)
- 2 Knoblauchzehen (1 Knolle / 0,89 €)
- 2 EL Olivenöl (750ml / 3,99 €)
- Saft 1 Zitrone (500g / 1,09 €)
- Salz / Pfeffer
- Paprika (500g / 1,69 €)
- Bauernbrot (500g / 1,89 €)

Preis / Portion: **1,90 €**

Somit erreichen wir einen Gesamtpreis von **4,95 €**. Bereits das Mittagessen bei einem der bekannten Fastfoodketten kostet das Doppelte.

SUPER-
FOOD

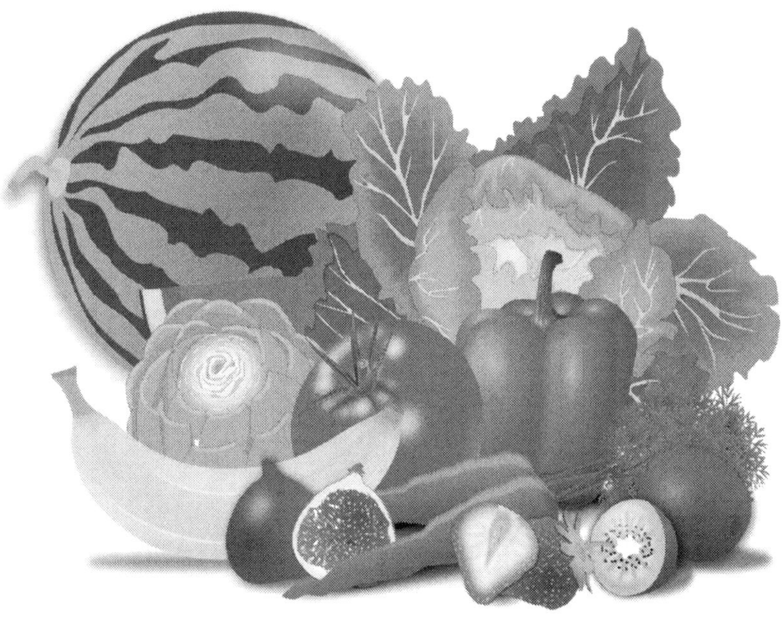

18. Superfood und die schwarzen Schafe

Der Begriff "Superfood" ist erst in den letzten Jahren populär geworden.
Im Prinzip ist die Bezeichnung "Superfood" lediglich ein Oberbegriff für Lebensmittel, welche durch ihre überdurchschnittliche Konzentration an Vitalstoffen herausstechen.
Viele Superfoods haben zusätzlich Eigenschaften, die sie von "gewöhnlichen" Lebensmitteln unterscheiden.
In der heutigen Durchschnittsernährung fällt leider auf, dass verhältnismäßig wenig Menschen diese Nahrungsmittel zu sich nehmen. In der Regel geschieht dies eher zufällig und auch nur in zu geringer Dosis.
Oftmals nutzen Firmen den Begriff "Superfood" nahe zu zweckentfremdend für ihre Werbezwecke.
Immerhin nützt auch das beste Superfood nichts, wenn es lediglich in verschwindend geringer Menge einem herkömmlichen Schokoladenriegel beigefügt wird.
Die Mehrkosten sind hierbei minimal, jedoch kann der Umsatz durch die Deklarierung "Superfood" immens steigen.

Um seine tatsächliche, gesundheitsfördernde Wirkung in vollem Umfang entfalten zu können, muss eine regelmäßige Zufuhr in ausreichender Menge stattfinden.

Folglich ist der erste wichtige Schritt, ein echtes Superfood als solches zu erkennen.

18.1 Wahre Superfoods

Damit die Bezeichnung "Superfood" auch zutreffend ist, sollten folgende Kriterien zutreffen:

- liefert in mindestens einem der drei Punkte Wirk-, Nähr- oder Vitalstoffe eine immense Dichte, welche sich deutlich von vergleichbaren Lebensmitteln unterscheidet.
- es sollte möglichst naturbelassen und aus biologischem Anbau stammen.
- Nahrungsergänzungsmittel sind meist einzeln extrahierte Vitamine oder extrahierte Pflanzenstoffe.

Superfoods sind hingegen ganzheitliche, vollwertige Lebensmittel, welche ein breites Spektrum umfassen.

Ein weit verbreiteter Irrglaube besagt, Superfoods seien ausschließlich Lebensmittel aus weiter Ferne. Hierauf werden wir noch im weiteren Verlauf des Kapitels zu sprechen kommen. Zu erwähnen sei noch, dass Superfoods prinzipiell immer als Rohkost verzehrt werden sollten. Viele wichtige Nährstoffe, insbesondere Vitamine, werden bereits bei geringer Hitze zerstört.

18.2 Können Superfoods Krankheiten heilen?

Die Werbeindustrie suggeriert uns, dass Superfoods ein Allheilmittel für nahezu jegliche Krankheitsform seien. Dies entspricht selbstverständlich nicht der Realität. Grundsätzlich beruht die Annahme, dass eine heilende Wirkung zutreffen könne, durchaus auf wissenschaftlichen Studien. Inzwischen wurden etliche Untersuchungen an verschiedensten Probanden durchgeführt, die allesamt zu erstaunlichen Ergebnissen führten.

Insbesondere die enorme Konzentration sekundärer Pflanzenstoffe zeigte heilende und regulierende Wirkungen bei Alzheimer, Diabetes, Adipositas, Senkung des Cholesterins, sowie Herzerkrankungen.

Dieser Absatz sollte jedoch keinesfalls missinterpretiert werden: ein Krankheitsverlauf bedarf stets die professionelle Behandlung eines Facharztes. Ein Superfood ist keine Arznei. Es kann jedoch typischen, Ernährungsbedingten Problemen bereits präventiv entgegengewirkt werden.
Ein Großteil der gängigen Krankheiten entsteht aufgrund von übermäßigem oxidativen Stress, chronischen Entzündungsprozessen, sowie verminderten Körpereigenen Entgiftungs- und Ausleitungsprozessen.
Insbesondere die hohe Konzentration an sekundären Pflanzenstoffen ist hierfür, in Kombination mit anderen Vitalstoffen, verantwortlich.
Ein Problem, da die Ernährung des Otto - Normalverbrauchers meist aus Frühstücksbrötchen, Milchprodukten und Fleisch besteht. Diese enthalten logischerweise keinerlei Chlorophyll, oder zumindest vergleichbares.

18.3 Top 4 Superfoods

Die folgende Auflistung entspricht meiner subjektiven Meinung, da sich bekanntlich über vieles streiten lässt. Unumstritten ist, dass es sich hierbei um einige der gesündesten Lebensmittel handelt.
Bei folgender Aufzählung handelt es sich nicht um eine chronologische Reihenfolge, da jedes Superfood für sich selbst einzigartige Eigenschaften besitzt.
Wie Sie dem vorherigen Abschnitt entnehmen können, ist für eine bestmögliche, gesundheitsbewusste Ernährung ohnehin ein breites Spektrum vonnöten.

18.3.1 Ingwer

Die Gewürzknolle stammt ursprünglich aus Ostasien. Hier wird sie bereits seit Jahrhunderten als Heilpflanze eingesetzt.
Ingwer ist nicht nur reich an gesunden ätherischen Ölen. Auch ein hoher Gehalt an Vitamin C, sowie viel Magnesium, Eisen, Kalzium, Kalium, Natrium und Phosphor zeichnen ihn aus.

Das Rhizom wirkt hierbei antibakteriell, wodurch es hervorragend die Genesung, sowie Instandhaltung einer gesunden Darmflora unterstützen kann.
Neben seines positiven Einflusses auf den Magen - Darm - Trakt ist Ingwer vor allem für seine entzündungshemmende Wirkung bekannt. Insbesondere chronische Entzündungen, aber auch Sportler können hiervon enorm profitieren.
So kann beispielsweise nach einem anstrengenden Workout der Muskelkater verringert werden.
Die häufigste Einnahmeform ist hierbei der Aufguss, aber auch als Gewürz gewinnt Ingwer immer mehr an Bedeutung.
Es empfiehlt sich jedoch den Ingwer roh zu verspeisen. Ausschließlich auf diesem Wege kann er sein volles Potenzial ausschöpfen.

18.3.2 Kakao

Kakao ist gesund und sollte regelmäßig gegessen werden. Das mag sich für den Schokoladenliebhaber zunächst nach einer erfreulichen Nachricht anhören. Es ist jedoch keineswegs die gängige Schokoladentafel gemeint.

Durch die Hitze beim Röstvorgang, sowie die Kombination mit Milch und enorm viel Zucker sinken die positiven Eigenschaften auf ein Minimum.
Dabei hat Kakao an sich erstaunlich viele positive Eigenschaften. Kein Wunder: mit über 300 verschiedenen Inhaltsstoffen, welche bislang erforscht wurden, ist die Kakaobohne das komplexeste Lebensmittel der Welt.
Schokoladensorten, welche einen hohen Kakaoanteil von mindestens 70 % haben, wird nachgesagt, dass sie eine Blutdrucksenkende Wirkung haben. Diese Eigenschaft hängt mit den enthaltenen Flavanolen zusammen.
Flavanole haben eine positive Auswirkung auf die Elastizität der Blutgefäße und somit auch allgemein auf den Blutdruck. Selbst die Empfindlichkeit für Insulin wird nachweislich erhöht und ist somit vorbeugend für Diabetes.
Allgemein sind dunkle Schokoladen reich an Antioxidantien, welche freie Radikale im Körper bekämpfen.
Selbst Serotonin und Dopamin sind in höherer Konzentration enthalten, welche bekannt für Glücksgefühle und allgemeines Wohlbefinden sind.

Trotz all dieser positiven Eigenschaften sollte Kakao nur geringfügig konsumiert werden, da die Fette zwar grundsätzlich gesund, jedoch in sehr hoher Konzentration vorhanden sind.

18.3.3 Rohes Sauerkraut

Sauerkraut hat einen hohen Anteil an Mineralstoffen und Vitaminen. Besonders ist der hohe Anteil an Vitamin B-12. Der Vitamin B12 - Anteil in rohem Sauerkraut ist sogar höher als der ursprüngliche Gehalt des Kohles. Des Weiteren enthält er vielerlei probiotische Kulturen, insbesondere Milchsäurebakterien.
Dies mag zunächst etwas merkwürdig klingen, dass in einem veganen Produkt Milchsäurebakterien enthalten sind. Der Name enthält jedoch lediglich das Wort "Milch", da das Vorkommen dieser Bakterienkulturen erstmals in Sauerrahm nachgewiesen wurde.

Kohlgemüse wird meist mit einem Völlegefühl assoziiert, jedoch trägt Sauerkraut aufgrund seiner lebenden Mikroorganismen immens zu einer intakten Darmflora bei.

Insbesondere nach einer Antibiotika - Kur sollte unbedingt rohes Sauerkraut mit auf den Speiseplan. Dies betrifft allerdings nicht die gängigen, abgepackten Sauerkrautprodukte, da diese meist pasteurisiert sind.
Hierdurch werden nicht nur die Vitamine zerstört, sondern ebenfalls die lebenden Milchsäurebakterien. Somit handelt es sich nicht mehr um ein probiotisches Lebensmittel.

18.3.4 Chlorella - Algen

Bei der Chlorella - Alge handelt es sich um eines der wenigen Produkte meiner jahrelangen Recherche, welches seinem Hype gerecht wird. Meiner Meinung nach handelt es sich hierbei um eines, wenn nicht sogar das beste Nahrungsergänzungsmittel weltweit. Große Worte. Eines vorab: neben der vielen, hervorragenden Inhaltsstoffe besitzt die Chlorella - Alge ein unvergleichliches Alleinstellungsmerkmal! Aber schauen wir uns zunächst die ohnehin überragenden Eigenschaften einmal genauer an.

Neben ihrer entgiftenden Wirkung unterstützt die Alge das Gehirn, wie auch den gesamten Körper in nahezu jeder Funktion.
Die Chlorella - Alge besteht aus einem Zusammenschluss komplexer Einzeller, welche zu den hochentwickelten Lebewesen zählen.
Forscher gehen davon aus, dass diese mikroskopisch kleinen Einzeller bereits seit mehr als zwei Millionen Jahren überlebt haben. Dies verdankt sie ihrer enormen Kraft, jeglicher Widrigkeit und Lebensveränderung zum Trotz. Aufgrund dieser verblüffenden Fähigkeit ist das Interesse der Wissenschaft so groß, dass die Chlorella - Alge mittlerweile zu einem der best erforschten Mikroorganismen zählt.
Hierdurch bestätigen etliche Studien die überragenden Auswirkungen auf den menschlichen Körper. Nicht nur ihr hoher Anteil an Eisen, sowie einem vollständigen Profil aller essentiellen Aminosäuren machen die Alge zu einem optimalen Produkt. So wird zum einen die Bildung roter Blutkörperchen stimuliert, welche zur Reinigung des Blutes beitragen. Durch den erhöhten Sauerstoffanteil wird gleichzeitig die Zellatmung verbessert. Das sorgt für zusätzlichen Schutz vor eindringenden Bakterien.

Diese Eigenschaften verdankt die Chlorella - Alge ihrem außerordentlich hohen Chlorophyllgehalt. Dem allerhöchsten überhaupt, um genau zu sein. Kein anderes Lebensmittel enthält solch eine hohe Konzentration an Chlorophyll.
Chlorophyll wird umgangssprachlich auch als "grünes Blut" bezeichnet.
Eine recht passende Bezeichnung. Immerhin ist es von seiner Struktur her fast identisch mit dem menschlichen Blutfarbstoff Hämoglobin.
Verständlich, dass somit keine bessere Nährstoffzufuhr für unser Blut existiert. Durch die Kombination der organischen Mineralien wird für ein sauberes, vitalreiches Blutbild gesorgt.
Einzig in diesem Idealzustand ist es dem Blut möglich, sämtliches Körpergewebe zu regenerieren und gegebenenfalls zu erneuern.

Zusammenfassend kann gesagt werden: je höher der Anteil an Chlorophyll in einem Lebensmittel ist, desto größer sind dessen gesundheitliche, positive Auswirkungen auf den menschlichen Organismus.

Danksagung

Liebe Leserinnen und Leser,

vielen Dank, dass Sie sich die Zeit genommen haben, mein Buch zu lesen.
Ich hoffe, Sie konnten die ein oder andere Erkenntnis erhalten und somit einen Nutzen für Ihren Alltag gewinnen.
Sollten Sie noch Fragen oder Anregungen haben, so können Sie mich gerne über meine Homepage unter der Rubrik "Kontakt" erreichen.

https://buecher-ratgeber.jimdo.com/

Ich wäre sehr erfreut, wenn Sie mir auf Amazon eine positive Rezension hinterlassen.

Als Autor versuche ich mich auf dem Markt zu etablieren, jedoch schaffe ich das nicht ohne Ihre Hilfe.

Als Dankeschön für Ihre Unterstützung profitieren Sie im Newsletter von limitierten Rabatten und Gratisaktionen, sobald ein neues Werk erscheint. Ihre Daten werden selbstverständlich nicht an dritte weitergegeben, auch erhalten Sie keine anderweitige Werbung oder sonstiges.

Bis dahin wünsche ich Ihnen eine schöne Zeit.

Mit freundlichen Grüßen

Ramon Amirinia

Autor

Linksammlung

Dokumentationen

1. Massentierhaltung / versteckte Aufnahmen "Dominion" (englisch)

https://www.youtube.com/watch?v=LQRAfJyEsko

2. Das 2 - Wochen Veganexperiment

https://www.youtube.com/watch?v=uV105_XCYY0

3. Im Jugendstil gehaltene Dokumentation

https://www.youtube.com/watch?v=QOQcGqFkhaU

Haftungsausschluss

§ 1 Warnhinweis zu Inhalten

Die Inhalte dieses Buches wurde mit größtmöglicher Sorgfalt erstellt. Der Autor übernimmt jedoch keine Gewähr für die Richtigkeit und Aktualität der bereitgestellten Informationen. Veranschaulichungen der einzelnen Fallbeispiele geben lediglich die persönliche Meinung des Autors wieder.

§ 2 Urheber- und Leistungsschutzrechte

Die Inhalte des Buches unterliegen dem deutschen Urheber- und Leistungsschutzrecht. Jede vom deutschen Urheber- und Leistungsschutzrecht nicht zugelassene Verwertung bedarf der vorherigen schriftlichen Zustimmung des Autors. Dies gilt

2. Auflage

Kontakt:
Ramon Amirinia, Emil-Schmid-Str. 11/4,
75378 Bad Liebenzell,
Germany